潜在性結核感染症 LTBI 診療ハンドブック

編集：阿彦忠之
　　　加藤誠也
　　　猪狩英俊

B5判・126頁　2018.9.
ISBN978-4-524-23759-3
定価（本体4,000円＋税）

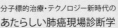

結核撲滅のための重要な課題である，潜在性結核感染症 Latent Tuberculosis Infection(LTBI)の早期発見・早期治療について，一般内科医，結核を専門としない医師に向けて解説したハンドブック．日本結核病学会予防委員会・治療委員会より発表されている「潜在性結核感染症治療指針」に準拠し，事例を交えてLTBIのスクリーニング，診断，治療に関する実践的な知識をまとめた．

分子標的治療・テクノロジー新時代の あたらしい肺癌現場診断学

編集：弦間昭彦

B5判・254頁　2018.6.
ISBN978-4-524-25583-2
定価（本体9,800円＋税）

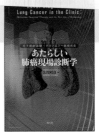

これまでの存在診断・病期診断に留まらず，スクリーニングから確定診断，治療方針決定，治療効果測定までを解説した，現在の肺癌診療を学ぶ上で必要な新しい観点の肺癌診断学の書籍．構成は「I章　肺癌診断概論」，「II章　肺癌を見つける・見極めるための診断法」，「III章　肺癌治療に活きる診断法・ストラテジー」からなり，II・III章の最後には，診断力の問われるケースを掲載．また，知識が実臨床でどのように活かされるかわかるよう，「refer」でケースと本文をつなげる工夫も施した．

呼吸器内科実践NAVI "近中"の極意

監修：林　清二
編集：杉本親寿／安宅信二
　　　井上義一／橘　和延
　　　鈴木克洋／新井　徹
　　　井上　康

B6変型判・404頁　2018.5.
ISBN978-4-524-25989-2
定価（本体4,500円＋税）

若手呼吸器医，非専門医が習得すべき知識と技術を，近畿中央胸部疾患センターが総力を挙げて執筆．実臨床に即し，検査・治療手技，肺癌，間質性肺炎・希少難病，閉塞性肺疾患，呼吸器感染症，その他の重要な呼吸器疾患領域や，呼吸器集中治療について実践的に解説．医局からベッドサイドや外来診察室，検査室に向かう際の診療ポイントの整理に役立つ一冊．現場で役立つ知恵と極意がここに！

検査ができない!?専門医がいない!? 現場で役立つ呼吸器診療レシピ

著：長尾大志

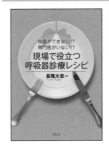

A5判・216頁　2018.3.
ISBN978-4-524-23789-0
定価（本体3,500円＋税）

プライマリケア医・非専門医に向けて，臨床現場で役立つ呼吸器診療の考え方と実践ポイントを一冊に凝縮．「検査ができない施設で症候からどのように診断をつけていくか？」「専門医がいない中でどこまで治療を行い，どこから専門医へコンサルトすべきか？」など，各疾患のテキストやガイドラインでは解説がされていない，"プライマリの現場における本当の悩み"を解決すべく，わかりやすくかつユーモアあふれる筆致に定評のある著者がやさしく解説．

むかしの頭で診ていませんか？ 呼吸器診療を スッキリまとめました

編集：滝澤　始

A5判・230頁　2017.11.
ISBN978-4-524-25114-8
定価（本体3,800円＋税）

①従来の考え方から大きく進歩した点，②実地医家に関心の高いテーマ，にポイントを絞り簡便にまとめた，「むかしの頭で診ていませんか？」シリーズ第3弾．感染症をはじめ，喘息，COPD，肺炎など一般内科医・プライマリケア医が遭遇する疾患の多い呼吸器領域で，非専門医・初学者向けに，「必要な情報」を「簡単な言葉」でスッキリまとめて提示する．基本事項から日常診療のギモンにまで答え，最新のトピックもこれを読めば押さえられる，読み応え十分の一冊．

難治性びまん性肺疾患 診療の手引き

監修：日本呼吸器学会

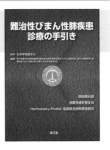

A4変型判・112頁　2017.10.
ISBN978-4-524-25118-6
定価（本体2,800円＋税）

厚生労働省「びまん性肺疾患に関する調査研究」班の調査・研究の成果として，日本呼吸器学会の監修により，難治性びまん性肺疾患（(1)肺胞微石症，(2)閉塞性細気管支炎，(3)Hermansky-Pudlak症候群合併間質性肺炎）の診療についてまとめた"国内初"の手引書．各疾患の概要から診断の要点，貴重な症例提示を通した診療の実際までが学べる一冊．臨床現場でこれら疾患群に対応できるように，呼吸器を専門とする臨床医にぜひおすすめしたい．

NANKODO 南江堂　〒113-8410 東京都文京区本郷三丁目42-6（営業）TEL 03-3811-7239　FAX 03-3811-7230

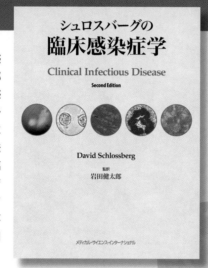

2018-19シーズンの流行に備え、最新の知識にアップデート！

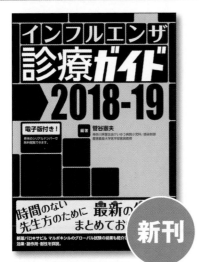

インフルエンザ診療ガイド 2018-19

新刊

編著 **菅谷憲夫** 神奈川県警友会けいゆう病院小児科／感染制御
慶應義塾大学医学部客員教授

電子版付き！
巻末のシリアルナンバーで無料閲覧できます。

B5判・242頁・2色刷
定価（本体3,500円＋税）
ISBN 978-4-7849-5479-7
2018年10月刊

■ インフルエンザは、各科どこでも遭遇しうるコモンディジーズ。てっとり早く毎年の知識をupdateしたい方にオススメです。

■ 新薬バロキサビル マルボキシルについても、効果・副作用・耐性などを詳説。今シーズンの処方前にご一読下さい。

■ 今年はスペイン風邪から100年。地域の講演会を頼まれたときなどにちょっと使える話もコラムに盛り込みました。

▶chapter

- chap. 1　インフルエンザ総論
  - A. これからのインフルエンザ対策
  - B. ウイルス学的知見
  - コラム1　日本軍におけるスペインかぜの考察から
- chap. 2　鳥インフルエンザ
  - A. H7N9の診断と治療
  - B. H7N9およびその他の亜型ウイルス
  - コラム2　H7N9のパンデミックの可能性
- chap. 3　予防・治療
  - A. 小児
  - B. 成人・高齢者
  - C. 妊婦
  - D. 高齢者施設における感染予防
- chap. 4　検査・診断
- chap. 5　脳症の診断・治療
- chap. 6　インフルエンザ治療薬
- chap. 7　ノイラミニダーゼ阻害薬の耐性
- chap. 8　インフルエンザワクチンの効果、有効性
  - A. インフルエンザワクチンの有効性
  - B. インフルエンザワクチンの内科での効果
- chap. 9　医療関係者のインフルエンザ対策

▶Q&A

- Q01 抗インフルエンザ薬を投与した場合のウイルス排出期間はどのくらいですか？
- Q02 発症後、12時間以内の感度は低いので、検査まで12時間以上待つべきでしょうか？
- Q03 オセルタミビル・ペラミビル耐性インフルエンザの状況と対処法は？
- Q04 微熱、あるいは無熱のインフルエンザ患者の頻度は？
- Q05 気管支喘息患者がインフルエンザに罹患した場合のステロイド吸入・内服投与は？
- Q06 血液腫瘍患者、HIV患者など免疫の低下している場合のインフルエンザワクチンの効果は？
- Q07 透析患者のインフルエンザ対策はどのようにすべきですか？
- Q08 マスク・手洗い・うがい、室内空気を対象とした種々の電気製品のインフルエンザ予防効果は？
- Q09 インフルエンザの出席停止基準・期間と、学級閉鎖の判断はどのようにすべきですか？
- Q10 CPT-Ⅱ（carnitinepalmitoyltransferaseⅡ）遺伝子多型とインフルエンザ脳症の関係とは？
- Q11 インフルエンザの漢方治療の有効性は？
- Q12 沖縄でのインフルエンザ流行の特徴は？
- Q13 院内感染防止対策として、オセルタミビルの治療量を予防として使用するのはどうでしょうか？
    ⋮

日本医事新報社
〒101-8718　東京都千代田区神田駿河台2-9

ご注文は
TEL：03-3292-1555
FAX：03-3292-1560
URL：http://www.jmedj.co.jp/

書籍の詳しい情報は小社ホームページをご覧ください。
医事新報｜検索｜

累計5万部突破！ Dr.長尾の大人気シリーズ

滋賀医科大学呼吸器内科講師
**Dr.長尾大志の
やさしイイ
シリーズ**

充実の大改訂で、ますますわかりやすく！

レジデントのための
やさしイイ
胸部画像教室 第2版

ベストティーチャーに教わる胸部X線の読み方考え方

著 **長尾大志** 滋賀医科大学呼吸器内科講師・教育医長

あッ、そういうことだったのか…目からウロコの入門書

◆絶大な支持を頂いた初版をアップデート。新たに100枚以上の画像を追加し、一部はより鮮明な画像に差し替えました。解説やイラストも強化し、40ページ増の大改訂となっています。

◆「ベストティーチャー賞」受賞の著者が、胸部X線とCTの読み方を**「わかりやすさ最優先」**で伝授。ステップ・バイ・ステップの構成で、画像診断の基礎から無理なくマスターできます。

◆「なんでこう見えるか」陰影の成り立ちをしっかり解説。ここが理解できると、患者さんに何が起こっているかがわかり、画像診断がどんどん面白くなります。

B5判・328頁・カラー　定価（本体4,300円＋税）　ISBN 978-4-7849-4421-7　2018年4月刊

先生に教えてもらって、呼吸器が好きになりました！

レジデントのための
やさしイイ
呼吸器教室 第2版

ベストティーチャーに教わる全㉗章

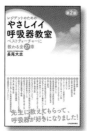

「みんながつまずくポイント」を、著者ならではのティーチングセンスでわかりやすく解説。

B5変型判・512頁・2色刷
定価（本体4,500円＋税）
ISBN 978-4-7849-4373-9
2015年4月刊

みんながつまずく"苦手ポイント"をていねいに解説

やさしイイ
血ガス・呼吸管理

ベストティーチャーに教わる
人工呼吸管理の基本と病態別アプローチ

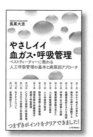

呼吸生理の基礎から人工呼吸の原理まで、ステップ・バイ・ステップでマスター。

B5変型判・224頁・カラー
定価（本体4,000円＋税）
ISBN 978-4-7849-4538-2
2016年4月刊

日本医事新報社
〒101-8718　東京都千代田区神田駿河台2-9

ご注文は
TEL：03-3292-1555
FAX：03-3292-1560
URL：http://www.jmedj.co.jp/

書籍の詳しい情報は小社ホームページをご覧ください。
医事新報 検索

巻頭言

たばこを吸っていると，いつかはCOPDになると知っている人はたくさんいらっしゃいます。COPD患者さんのイメージといえば，体が痩せ，酸素ボンベをつけているご高齢者と考えている方が多いようです。しかし，それはCOPDとしてかなり進行している患者さんです。COPDは発症後，慢性的に進行する呼吸器疾患であり，実は喫煙歴のある40歳以上の患者さんの何割かは，既にCOPDの可能性があります。

本邦で行われた大規模な疫学調査研究の結果，COPDの潜在的な患者数は530万人と推定されました。しかし，2014年の厚生労働省患者調査では，病院でCOPDと診断された患者数は約26万人にすぎません。つまり，他疾患で医療機関を受診していても，COPDであると診断されていない人，そもそも受診していない人をあわせると500万人はいるということになります。

COPDの潜在的な患者数からも，すべての患者さんを呼吸器専門医が治療していくことは不可能です。そして，咳，痰，息切れといった症状で患者さんが受診されるのは，専門医療機関ではなく，日頃からかかっているプライマリケア医が多いのではないでしょうか。

COPDの治療は吸入療法を中心とした薬物治療だけではありません。禁煙，呼吸リハビリテーション，合併症の治療，栄養療法など多岐にわたります。

本書は，主にプライマリケアでCOPDの診療を行う先生のために，若手からベテランに及ぶ呼吸器内科医，プライマリケア医，総合内科医，感染症内科医，老年内科医，理学療法士，薬剤師，栄養士など，各領域のエキスパートの先生方にそれぞれの立場からのエッセンスを凝集して頂いた，これまでにない「集合知」と言える一冊です。

本書に散りばめられた様々な知識を日常診療に取り入れることで，患者さんに少しでも質の高い医療が提供できるようになれば幸いです。

本書を作成するにあたり，医療法人社団以仁会 稲毛サティクリニック理事長 河内文雄先生に様々なご助力を頂き，深くお礼申し上げます。また，妻の美紀，息子の哲，そして私が医師を志したロールモデルである亡き父 芳にお礼を申し上げます。

2018年12月　　　　　　　　　　国立国際医療研究センター国府台病院呼吸器内科

大藤　貴

CONTENTS

COPD患者さんを診るための*25*のコツ
治療・リハ・管理のギモンを一挙解決！

jmedmook 59
2018年12月

第1章	COPDの外来治療		
A	**禁煙治療の実際**		
1	患者さんに「禁煙の効果」についてどう説明したらよいでしょうか？	小林岳彦	**1**
2	禁煙治療に使用する薬剤，費用について教えて下さい	小林岳彦	**5**
B	**吸入療法の実際**		
1	何も症状がない患者さんにも吸入薬を処方したほうがよいのでしょうか？	倉原　優	**12**
2	LAMAの使い方，選び方を教えて下さい	倉原　優	**16**
3	LABA・SABAの使い方，選び方を教えて下さい	倉原　優	**21**
4	どのような場合にLAMA／LABAを使用しますか？	倉原　優	**27**
5	ICSを使用する場面，適応について教えて下さい	倉原　優	**31**
6	患者さんに対して，吸入のやり方をどのように教えればよいでしょうか？	菊地真実	**36**
C	**非吸入療法の実際**		
1	テオフィリンやツロブテロール，去痰薬の使い方を教えて下さい	片山加奈子	**44**
2	マクロライド系抗菌薬の効果は？　長く続けてよいですか？	根井貴仁	**52**
第2章	COPDとリハビリテーション		
1	どのような患者さんに対して，どういったリハビリテーションを行うのですか？	佐野裕子	**58**
2	患者さんに対して，どのような運動を勧めるのがよいでしょうか？	稲垣　武	**65**
3	食べても太れない患者さんへの食生活指導について教えて下さい	國枝加誉	**71**

第3章　COPDと在宅酸素療法

| 1 | 酸素療法の効果と，対象となる患者さんについて教えて下さい | 小林岳彦 | **78** |
| 2 | どのような装置をつけるのか，また費用について教えて下さい | 神德　済 | **82** |

第4章　治療導入後COPDの外来マネジメント

1	外来定期診療でチェックすべき身体所見やデータについて教えて下さい	喜舎場朝雄	**87**
2	COPD急性増悪の診断と，その治療について教えて下さい	大藤　貴	**94**
3	発熱や呼吸困難をきたした患者さんの診察・検査の進め方を教えて下さい	根井雄一郎	**100**
4	非専門医と呼吸器専門医の連携はどのように行えばよいでしょうか？	鈴木淳夫	**106**
5	インフルエンザワクチン，肺炎球菌ワクチンは打つべきでしょうか？	小田智三	**112**

第5章　COPD合併症のマネジメント

1	COPDと喘息が合併する，ACOについて教えて下さい	大石景士	**120**
2	COPDに合併する循環器疾患と，その治療について教えて下さい	大森崇史	**127**
3	忘れがちな併存疾患のマネジメントについて教えて下さい	難波雄亮	**134**

第6章　COPDと高齢者医療

| 1 | 認知症を合併している場合のマネジメントについて教えて下さい | 小林義雄 | **141** |
| 2 | 患者さんの予後と終末期医療について教えて下さい | 小林義雄 | **146** |

| 索引 | | | **153** |

執筆者一覧 (掲載順)

小林岳彦	近畿中央呼吸器センター呼吸器内科
倉原　優	近畿中央呼吸器センター呼吸器内科
菊地真実	ふくろう薬局 管理薬剤師
片山加奈子	近畿中央呼吸器センター呼吸器内科
根井貴仁	日本医科大学付属病院医療安全管理部感染制御室
佐野裕子	Respiratory advisement Ys'代表/順天堂大学大学院医療看護学研究科臨床病態学分野呼吸器系
稲垣　武	千葉大学医学部附属病院リハビリテーション部 理学療法士
國枝加誉	一般社団法人日本健康食育協会/健康食育シニアマスター 管理栄養士
神德　済	こうとく内科副院長
喜舍場朝雄	沖縄県立中部病院呼吸器内科部長
大藤　貴	国立国際医療研究センター国府台病院呼吸器内科
根井雄一郎	沖縄県立中部病院呼吸器内科
鈴木淳夫	医療法人社団きさらぎ会鈴木内科クリニック理事長
小田智三	公立昭和病院感染症科部長事務代理
大石景士	山口大学医学部附属病院呼吸器・感染症内科診療助教
大森崇史	飯塚病院緩和ケア科医長代理
難波雄亮	安房地域医療センター総合診療科部長/沖縄県立中部病院総合内科
小林義雄	杏林大学医学部付属病院もの忘れセンター/とやの中央病院理事長

1章 COPDの外来治療──A：禁煙治療の実際

患者さんに「禁煙の効果」について どう説明したらよいでしょうか？

POINT

- 禁煙は，まずは患者さんに関心を持ってもらうことから始まります。たとえ短時間であっても，行動変容を促す医療従事者の一言がきっかけになることがあります。
- 慢性閉塞性肺疾患（chronic obstructive pulmonary disease；COPD）の治療の第一歩は禁煙です。
- 精神疾患のある喫煙者では禁煙が難しい場合も多いですが，禁煙によって得られるメリットは大きいです。精神科医と併診しながらでも，介入できる部分には介入していく必要があります。

1 喫煙は「予防可能な最大の死因」

- 喫煙による健康被害が認知され，また受動喫煙による被害も明らかにされてきていることから，禁煙への関心が高まっています。日本では約1,400万人が喫煙していると言われており，減少傾向ではあるものの，先進国の中ではいまだ高い水準にあると指摘されています。
- まずたばこは，従来の燃焼式たばこと新型たばこ（電子たばこや非燃焼式・加熱式たばこ）にわけられます。燃焼式たばこを使用している人口は減少傾向ではありますが，いまだに多数であることから，まずは従来の燃焼式たばこを中心に述べていきます（新型たばこについては**1章A2**を参照）。
- 燃焼式たばこは，たばこ葉を燃焼させ，フィルターを通して吸引します。たばこ煙には200種類以上の有害物質が含まれていると言われており，喫煙者や受動喫煙者に健康被害をもたらすということが明らかにされています。生活習慣病による死亡リスクの中でも，<u>喫煙の死亡リスクは最も高く</u>（**表1**），喫煙という行為は「予防可能な最大の死因」と言われています。

表1 生活習慣病による死亡リスク

喫煙	1.92倍
メタボリック症候群	1.64倍
糖尿病	1.55倍
高血圧	1.35倍
脂質代謝異常症	1.10倍

（厚生労働省：平成20年「人口動態統計の概況」より改変）

1

2 　禁煙への行動変容を促す言葉がけ── 5Rのアプローチ

■「たばこをやめられない」というのは，ニコチン依存が主な原因です。実際，生活習慣である喫煙という行為に対して「行動変容」を起こすのは，一筋縄ではいかない難しい問題であり，「たばこをやめましょう」「禁煙外来に行きましょう」と伝えるだけではうまくいかないものです。しかし，短時間の禁煙指導であっても禁煙を促すきっかけにはなりうるので，まずは患者さんに関心を持ってもらうことが禁煙指導の始まりであると考えます。

■米国医療研究品質局において，禁煙の無関心期にある患者さんには，5Rのアプローチ（**表2**）[1]を行うことを勧めています。

表2　5Rのアプローチ

①Relevance（関連性）	なぜ禁煙が健康に関係しているか具体的に示す
②Risk（リスク）	喫煙のマイナス面について具体的に話し合う
③Rewards（報酬）	禁煙した場合の利点について具体的に話し合う
④Roadblocks（障害）	禁煙の妨げになることについて話し合う
⑤Repetition（反復）	上記の働きかけを繰り返す

（文献1より改変）

3 　禁煙指導について

■主治医が喫煙者に対して，禁煙によりもたらされるメリットや喫煙のデメリットを提示することは禁煙指導において有効です。助言が禁煙への関心の糸口となり，患者さんの認識を変えていく可能性があるからです。ただし，それぞれの立場によって禁煙によるメリット・デメリットは異なると思われるので，例として，①COPDではない40歳代の喫煙者，②70歳代のCOPD患者さん，③精神疾患のある喫煙者，それぞれに対する禁煙指導について述べていきます。

①COPDではない40歳代の喫煙者

■日本における40歳代のCOPD罹患率は3.1％と低く，現時点ではCOPDに罹っている患者さんは少ないです。そのため，40歳代の喫煙者に啓発するのは意外に難しいところがあります。しかし，機能低下が起こる前に禁煙をすることは重要であり，40歳代で禁煙をした場合は，65歳で禁煙をした場合よりも肺機能低下の抑制につながると報告されています[2]。早期の禁煙により呼吸機能低下の抑制が可能となるので，「禁煙は早ければ早いほうがよい」と伝えることが多いです。

■比較的若い世代の喫煙者には，受動喫煙によるリスクの啓発も禁煙指導の糸口となる場

合があります。つまり，受動喫煙として周囲に与える影響について啓発するということです。たとえば，親の喫煙は子どもの気管支喘息のリスクと言われており，近年改訂された日本アレルギー学会による『喘息予防・管理ガイドライン2015』では，小児のアレルギー疾患発症の一次予防として受動喫煙を避けるように記載されています。特に母親の喫煙がリスク増大に関係することが強調されており[3]，また喘息の増悪の危険因子に対する予防（二次予防）として，①受動喫煙の回避，②両親が喫煙者の場合は禁煙プログラムを指導すべき，ということもガイドラインでは言及されています。

■ なお，若い世代の喫煙者は，新型たばこに興味を持っている人が多い印象があります。筆者の外来でも，「新型たばこをどう思いますか？」と聞かれる機会が増えてきました。新型たばこについての詳細は**1章A2**をご参照下さい。

② 70歳代のCOPD患者さん

■ COPDの進行度にかかわらず，禁煙はCOPDの治療における第一原則です。喫煙は呼吸機能を低下させますが，逆に禁煙は呼吸機能の低下を抑制し，死亡率を減少させます。また，喫煙自体が肺炎に罹患するリスクとなり，細菌感染が引き起こす急性増悪の回数が増えることで呼吸機能の低下や死亡率の上昇にもつながります。以上のことからも，禁煙の重要性はより高いことを患者さんに伝えるようにしています。

■ しかし，COPD患者さんは呼吸困難などの自覚症状が強いにもかかわらず，禁煙指導が難しい症例が多い印象があります。さらに，呼吸不全になってもたばこを吸い続けている場合もあります。患者さんの背景に，独居生活の孤立感などが原因になっている場合もあるので，前述の5Rのアプローチ（**表2**）なども活用しながら，「寄り添う」姿勢を忘れずに禁煙へと導く診療を心がけましょう。

③ 精神疾患のある喫煙者

■ 精神疾患のある患者さんはたばこへの依存症もある場合が多く，精神疾患と喫煙には強い関係性があると言われています。実際に，精神疾患のある患者さんへの禁煙指導は精神科と併診して進めていく必要がある場合が多いです。

■ 精神疾患のある患者さんにおいての禁煙マネジメントは難しく，そもそも禁煙が精神疾患のコントロールを悪化させるかもしれないので，禁煙指導をやるべきではないという考え方もあります。

■ しかしその一方で，精神科の患者さんが禁煙を希望する頻度は一般人の頻度と差がなく，また禁煙を希望するうつ病患者さんに対して段階的な治療を行ったところ，18カ月で25%が禁煙に成功したという報告もあります。

■ New England Journal of Medicineでは，精神疾患のある患者さんにおける禁煙指導については，「難しいがゆえに，広まっている固定観念」としてトピックに挙げられています。たとえば，喫煙は向精神薬の体内血中濃度を不安定にさせると言われており，

逆に禁煙は精神疾患のコントロールにも良い影響を与えうると考えられています。

■ また，喫煙している重症精神疾患の患者さんは悪性疾患・肺疾患・心疾患のリスクが高く，一般人に比べて生命予後が約25年間短いという報告もあるため，精神状態が安定しているならば，禁煙指導を進めていくほうがよいと記載されています[4]。

■ 禁煙が難しい症例が多いとは思われますが，精神科医と併診しながら，介入できる部分には介入していく必要があります。

文 献

1）Am J Health Syst Pharm. 1999;56(5):460-4.
2）Fletcher C, et al:Br Med J. 1977;1(6077):1645-8.
3）Polosa R:Thorax. 1997;52(5):494.
4）Prochaska JJ:N Engl J Med. 2011;365(3):196-8.

（小林岳彦）

1章 COPDの外来治療――A：禁煙治療の実際

禁煙治療に使用する薬剤，費用について教えて下さい

> **POINT**
> ▶ 禁煙外来にかかる費用は喫煙を続ける場合にかかる費用と変わらない場合もあります。
> ▶ 禁煙補助薬の中で，現時点において禁煙効果が最も高いのはバレニクリンとされています。副作用に気をつけながら禁煙外来にて導入していきましょう。
> ▶ 従来のたばこから新型たばこに乗り換えるのは「禁煙」ではありません。新型たばこが普及していますが，従来通りの方法で禁煙指導を行うことが重要です。

1 ニコチン依存症について

- 禁煙外来とは，ニコチン依存症が疾病であるとの位置づけが確立されたことをふまえた外来であり，「ニコチン依存症」と診断された患者さんの中で，禁煙の希望がある方に対して一定期間の禁煙指導を行います。
- 保険給付のある対象患者さんは，以下を満たす「ニコチン依存症」と診断された人です。

① 直ちに禁煙をしようと考えていること
② ニコチン依存症スクリーニングテスト（TDS）により「ニコチン依存症」と診断されていること
③ 35歳以上の者については，ブリンクマン指数（1日の喫煙本数×喫煙年数）が200以上であること
④ 禁煙治療を受けることを文書により同意していること

- わが国において，禁煙治療は2006年から保険適用となっています。2016年4月には保険適用の見直しが行われ，35歳未満では上記③の要件がなくなったことにより，若年層のニコチン依存症患者さんに対しても，保険適用の上で治療介入できるようになりました。
- なお海外の論文では，喫煙本数はpack yearで表記されることがほとんどであり，日本で使用されるブリンクマン指数はあまり使われていません。ちなみに，ブリンクマン指数で400，pack yearで20以上の患者さんにおけるCOPD罹患率は20％とされているので[1]，禁煙外来での治療を開始することになった患者さんには，COPDのスクリーニングも行ったほうがよいかもしれません[2]。

5

2　禁煙外来について

- 実際の禁煙治療は，初回診察，初回診察から2週間後，4週間後，8週間後，12週間後の計4回の再診で構成されています。
- 診察の内容は**図1**の通りです。

初回診察
① 喫煙状況，禁煙の準備性，TDSによる評価結果の確認
② 喫煙状況とニコチン摂取量の客観的評価と結果説明（呼気一酸化炭素濃度測定）
③ 禁煙開始日の決定
④ 禁煙にあたっての問題点の把握とアドバイス
⑤ 禁煙補助薬（ニコチン製剤またはバレニクリン）の選択と説明

再診〈初回診察から2，4，8，12週間後（4回）〉
① 喫煙（禁煙）状況や離脱状況に関する問診
② 喫煙状況とニコチン摂取量の客観的なモニタリングと結果説明（呼気一酸化炭素濃度測定）
③ 禁煙継続にあたっての問題点の把握とアドバイス
④ 禁煙補助薬（ニコチン製剤またはバレニクリン）の選択と説明

図1　禁煙外来における診察内容

3　ニコチン依存症のスクリーニングテスト

- まずは，ニコチン依存症のスクリーニングテストによって，保険適用の対象患者さんを抽出することから始めます。ニコチン依存症スクリーニングテスト（Tobacco Dependence Screener；TDS）は，精神医学的な見地からニコチン依存症を診断することを目的に開発されたものです[3]。テストは下記の10項目の質問で構成されており，0～10点中で5点以上を「ニコチン依存症」と診断します。

ニコチン依存症スクリーニングテスト（TDS）の質問内容
① 自分が吸うつもりよりも，ずっと多くたばこを吸ってしまうことがありましたか
② 禁煙や本数を減らそうと試みて，できなかったことがありましたか
③ 禁煙や本数を減らそうとしたときに，たばこがほしくてたまらなくなることがありますか
④ 禁煙をしたり，本数を減らしたときに，次のいずれかがありましたか
　　——イライラ，神経質，落ち着かない，集中しにくい，憂鬱，頭痛，眠気，胃のむかつき，脈が遅い，手のふるえ，食欲または体重増加
⑤ 4つ目の質問でうかがった症状を消すために，またたばこを吸いはじめることがありましたか

⑥重い病気にかかったとき，たばこはよくないとわかっているのに吸うことがありましたか

⑦たばこのために自分に健康問題が起きているとわかっていても，吸うことがありましたか

⑧たばこのために自分に精神的問題が起きているとわかっても，吸うことがありましたか

⑨自分はたばこに依存していると感じることがありましたか

⑩たばこが吸えないような仕事や付き合いを避けることが何度かありましたか

4 禁煙補助薬について

■患者さんの自助努力のみで禁煙を成功させることは，実際には大変難しく，臨床の現場
　では禁煙外来で禁煙補助薬を導入することが多いです。

■禁煙補助薬は大きくわけると，ニコチン置換薬（ニコチンパッチとニコチンガム）と$\alpha_4\beta_2$
　作動・拮抗薬（バレニクリン）の2種類があります。保険適用で禁煙治療を行う場合は，
　ニコチンパッチとバレニクリンが使用可能です（**表1**）。

表1　禁煙補助薬の特徴

	ニコチンパッチ	ニコチンガム	バレニクリン
長　所	• 使用方法が簡単（貼付薬） • 安定した血中濃度維持が可能 • 食欲抑制効果による体重増加軽減 • 医療用パッチは健康保険が適用される	• 短時間で効果発現 • ニコチン摂取量の自己調節が可能 • 口寂しさを補える • 食欲抑制効果による体重増加軽減 • 医師の処方箋なしで購入可能	• 使用法が簡単（経口薬） • ニコチンを含まない • 離脱症状だけでなく，喫煙による満足感を抑制 • 循環器疾患患者さんに使用しやすい • 健康保険が適用される
短　所	• 突然の喫煙欲求に対処できない • 汗をかいたり，スポーツをする人は使いにくい • 高濃度のものは医師の処方箋が必要	• かみ方の指導が必要 • 歯の状態や職業によっては使用しにくい場合がある	• 突然の喫煙欲求に対処できない • 医師の処方箋が必要
副作用	高濃度のものは皮膚の発赤やかゆみ，不眠	口腔内・咽頭刺激感，嘔気，口内炎，腹部不快感	嘔気，頭痛，便秘，不眠，異常な夢，鼓腸，めまい，傾眠などが起こることがある

■なお比較研究のメタ解析では，プラセボに対する禁煙成功比はニコチンパッチで1.9
　倍，ニコチンガムで1.5倍，バレニクリンで3.1倍であり，現時点で禁煙効果が最も高
　いのはバレニクリンとされています。

5 禁煙外来でかかる費用（表2）

■ニコチンパッチ，バレニクリンともに，1カ月の費用は3割負担での自己負担額で2万円以内となります。なお，1日1箱の喫煙を続ける場合にかかる費用は2万円ほどですので，禁煙外来を始めるかどうか悩んでいる患者さんに対して，費用面について言及することが背中を押すきっかけになることも考えられます。

表2　禁煙補助薬の費用

		ニコチンパッチ		バレニクリン	
		費用	自己負担額（3割負担として）	費用	自己負担額（3割負担として）
診 療 所	初診料＋再診料 ニコチン依存症管理料 院外処方箋料	7,780円 9,620円 2,040円	5,830円	7,780円 9,620円 2,720円	6,040円
保険薬局	調剤料 禁煙補助薬	2,860円 2万1,320円	7,250円	6,160円 3万9,230円	1万3,620円
合　　計		4万3,620円	1万3,080円	6万5,510円	1万9,660円

6 禁煙補助薬の使用方法と注意点

ニコチンパッチ（ニコチネル®TTS®）

■ニコチンパッチを使用する場合は漸減して使用していきます。

■ニコチンパッチによるかぶれを避けるために，毎日貼る部位を変えるよう指導していく必要があります。不眠や悪夢を訴える場合もあり，その場合は朝に貼って就眠前に剝がすよう指導します。

> **ニコチンパッチの使用方法**
> 最初の4週間：ニコチネル®TTS®30 1回1枚
> 次の2週間：ニコチネル®TTS®20 1回1枚
> 次の2週間：ニコチネル®TTS®10 1回1枚

バレニクリン（チャンピックス®）

■バレニクリンは漸増していく必要があります。

■副作用として嘔気などの消化器症状を生じやすく，その他の副作用としては，不眠，異常な夢，便秘などが多いです。また，バレニクリンが交通事故のリスクを高めるかどうかは現時点では意見がわかれるところですが，欧米の添付文書では車の運転を控えるよ

うに警告されているので、バレニクリンを使用する患者さんに対しては、服用中は車の運転を控えるように指導するのが無難と思われます。

■バレニクリンを使用する場合、禁煙外来の最初の段階では「たばこを吸いたければ吸ってもよい」と伝えてよいと思われます（ただし、禁煙開始1週間後からは完全に禁煙をするよう指導します）。バレニクリンは内服後に徐々に血中濃度が上昇し、喫煙を続けるとたばこの味がまずくなることが多いです。また、禁煙に対する心理的負担の軽減があるため、「たばこがまずい」という経験と合わせて、その後の禁煙成功に対する後押しになることもあると考えられます。

■抑うつ状態にある患者さんでは、バレニクリンは避けたほうがよいと考えられています[4]。

バレニクリンの使用方法
最初の3日間：チャンピックス® 0.5mg 1錠分1 食後
次の4日間：チャンピックス® 0.5mg 2錠分2 食後
次の11週間：チャンピックス® 1.0mg 2錠分2 食後

---

7 新型たばこについて

■世界保健機関（WHO）によれば現在、世界で年間700万人がたばこ類の使用によって死亡していると報告されています。また、禁煙の早期実施は肺癌を中心とした喫煙関連疾患の発症を減少させるということが明らかとなり、たばこを巡る規制が高まっています。

■このような時流の中、新型たばこの市場が拡大しています。新型たばこを吸っている患者さん自体は増加傾向であり、新型たばこについて意見を求められる機会も増えています。

電子たばこと非燃焼式・加熱式たばこについて

■非喫煙者にとっては、周囲に新型たばこの使用者がいない限り、新型たばこがどのようなものであるかを目にする機会さえ少ないです。新型たばことは、液体や乾燥葉を電熱線の発熱によってエアロゾル化して吸引するものです。1965年に発明されましたが、実際に実用化されたのは近年であり、各大手たばこメーカーは製品の開発と普及に力を注いでいます。

■具体的には新型たばこは、e-cigarette（電子たばこ）とheat-not-burn tobacco（非燃焼式・加熱式たばこ）にわけられます[5]。欧米では、電子たばこを中心に普及率が高まっていますが、一方で現在の日本では非燃焼式・加熱式たばこが市場シェアの多くを占めています（日本ではニコチン入りリキッドが販売されていないことが主な理由と考えられます）。

> **電子たばこと非燃焼式・加熱式たばこの違い**
>
> **電子たばこ**
>
> リキッドを加熱してエアロゾルを吸引するもの。日本では現時点でニコチン入りリキッドは販売されていない。
>
> **非燃焼式・加熱式たばこ**
>
> a) 葉たばこを直接加熱して，ニコチンを含むエアロゾルを吸引するタイプ（例：iQOS®, glo®）
>
> b) 低温で霧化する有機溶剤からエアロゾルを発生させた後，たばこ粉末を通過させてたばこ成分を吸引するタイプで，電子たばこに類似した仕組み（例：Ploom TECH®）

■日本では，2015年9月にフィリップモリス社がiQOS®を，2017年10月にはブリティッシュ・アメリカン・タバコ社がglo®を発売しました。日本たばこ産業からは，2016年3月からPloom TECH®が販売開始されています（**表3**）[6]。

表3 日本で販売されている新型たばこ

	iQOS®	glo®	Ploom TECH®
販売元	フィリップモリス社	ブリティッシュ・アメリカン・タバコ社	日本たばこ産業
におい	焦げたにおいがする	少し焦げたにおいがする	におい自体が少ない
特徴	チャージャー分離型であり，1本を吸うたびに充電が必要	一体型であり，たばこの連続吸引が可能である。ただし，充電器を携帯する必要がある	充電は約1パック分持つ。充電器を持ち歩かなくても連続使用が可能である

（文献6をもとに作成）

■日本では非燃焼式・加熱式たばこがメインである一方，海外では電子たばこの人気が高く，現状では海外と日本で大きく異なるという点は興味深くもありますが，同時に非常に注意が必要だと考えます。ちなみに，日本にも電子たばこのデバイスはありますが，ニコチンの含まれていないリキッドが販売されています（例：Mr. VAPE®）。

新型たばこに関する意見

■禁煙活動における，新型たばこに関する意見は様々です。新型たばこは禁煙に役立つという意見もあります。たとえば電子たばこ群において，プラセボ群だけでなくニコチンパッチ群と比較しても，たばこの消費量が減ったという報告があります[7]。海外においては，たとえば英国公衆衛生局が電子たばこを支持する表明を出しています。

■一方，新型たばこは禁煙に役立たないという意見も多いです。たとえ従来の燃焼式たばこをやめられても，新型たばこを使用するならばニコチン依存症を脱しておらず，「禁煙」をしたことにはならないという考え方となります。また，新型たばこの使用によってタール（たばこ煙中の有害物質のうちの粒子成分）の吸引量は減少しても，依存性物質であるニコチンやその他の有害物質を吸引しているため健康被害をなくしたことにはならないという意見も挙げられています。

■長期間の使用による有害事象についても，まだわかっていないことが多いです。少数報

告ではありますが，他に引き起こされる有害事象については，熱傷[8]や器質化肺炎[9]などの症例報告があります。

喫煙患者さんから新型たばこについての意見を求められた場合

■各学会からも，新型たばこに関する見解が発表されています。たとえば，日本呼吸器学会の見解は以下の通りです[5]。

新型たばこに関する日本呼吸器学会の見解
①非燃焼式・加熱式たばこや電子たばこの使用は，健康に悪影響をもたらす可能性がある。
②非燃焼式・加熱式たばこや電子たばこの使用者が呼出したエアロゾルは周囲に拡散するため，受動吸引による健康被害が生じる可能性がある。従来の燃焼式たばこと同様にすべての飲食店やバーを含む公共の場所，公共機関での使用は認められない。

■つまり，新型たばこ自体がCOPD・心疾患などの健康被害をもたらす可能性があるため，燃焼式たばこの代替使用は容認できないという意見です。

■また，これは重要なことですが，現在までに発表された海外の新型たばこに関する研究は，電子たばこについてのものがほとんどです。わが国で使用されている非燃焼式・加熱式たばこの健康への影響は，電子たばこの研究結果が参考にできない可能性があり，今後，新型たばこについて日本独自の公衆疫学の研究が必要であると考えられます。

■いずれにせよ現時点では，日本人に対する「新型たばこによる喫煙者自身と周囲への健康被害が少ないかどうか」は，明らかではありません。もちろん，わが国で普及している非燃焼式・加熱式たばこも，燃焼式たばこより有害性が低い可能性はあるかもしれません。ただし現時点では，新型たばこを代替使用として認めるというより，従来通りの方法でうまく患者さんを禁煙へと導くことが，禁煙指導として正しい姿勢ではないかと個人的には考えます。

文献

1) Am J Respir Crit Care Med. 1996；153(2)：861-5.
2) Kobayashi T, et al：Am J Respir Crit Care Med. 2011；183：A1773.
3) Kawakami N, et al：Addict behav. 1999；24(2)：155-66.
4) Moore TJ, et al：PLoS One. 2011；6(11)：e27016.
5) 日本呼吸器学会：非燃焼式・加熱式たばこや電子たばこに対する日本呼吸器学会の見解. 2017.（2018年9月閲覧）
   http://www.jrs.or.jp/uploads/uploads/files/photos/hikanetsu_kenkai.pdf
6) 倉原 優：日経メディカル「たばこじゃなくて加熱式たばこなら大丈夫ですか？」. 2017.（2018年9月閲覧）
   http://medical.nikkeibp.co.jp/leaf/mem/pub/blog/kurahara/201712/553764.html
7) McRobbie H, et al：Cochrane Database Syst Rev. 2014；(12)：CD010216.
8) Walsh K, et al：BMJ Case Rep. 2016；2016.
9) Khan MS, et al：Clin Respir J. 2018；12(3)：1295-9.

（小林岳彦）

1章　COPDの外来治療──B：吸入療法の実際

何も症状がない患者さんにも吸入薬を処方したほうがよいのでしょうか？

POINT

- 喫煙歴のある40歳以上の患者さんを診たら，COPDの存在を疑いましょう。
- GOLD 1期のような軽症のCOPD患者さんであっても，早期治療の導入が容認されつつあります。
- 無症状のCOPD患者さんに吸入薬を処方することが過剰治療になる可能性もあるので，常にトータルベネフィットとリスクを考えるようにしましょう。

1　GOLD 1期を見つけられるか

- まず，軽症のCOPD患者さんというのはGOLD 1期（1秒率＜70％かつ％1秒量≧80％）の患者さんのことを指します。ただ，実臨床でこのGOLD 1期に遭遇することは，実はそう多くありません。というのも，呼吸困難や慢性咳嗽などの呼吸器症状を訴えて来院するCOPD患者さんは既にGOLD 2期に到達していることが多いからです。
- 1秒率は70％を切っているが，％1秒量はそこまで低下していないというのは，呼吸器専門医でもない限りその差を実感しにくいかもしれません。1秒率（1秒量/努力性肺活量）は自分の肺を相手に息をどこまで吐けるかという「自分との戦い」，％1秒量は予測1秒量との比較なので「他人との戦い」を意味します。
- 簡単に書くと，GOLD 1期のCOPDというのは「自分にとってこの肺は力不足だが，他人と比べると遜色ない」という状態です。これでは病識がわからないのは当然のことと言えましょう。
- 有症状COPDでも過小診断されやすいため，無症状COPD患者さんが積極的に受診するというのは，夢のような話と言っても過言ではありません。
- GOLD 1期をどう見つけるか。これは，とにかく喫煙歴を聴取することです。プライマリケアでは，どのような主訴であっても必ず喫煙歴を聴取しなければいけません。これは，COPDだけでなく将来の心血管系疾患のリスクにも多大な影響を与えるからです。
- 一般的にブリンクマン指数（1日喫煙本数×喫煙年数）が高いほどCOPDのリスクが高くなるとされていますが，喫煙に安全なラインなどありません。1日10本以上を年単位で喫煙している40歳以上の患者さんがいたら，まずは「COPDがあるかもしれない」と疑って下さい。もちろん，無症状の場合にどこまで検査するのかは患者さんとの相談になります。

2　無症状のCOPD患者さんは放置してもよいか

- COPDの代表的症状と言えば「息切れ」です。特に労作時の呼吸困難で気づくことが多くあります。しかし、COPD患者さんのうち、GOLD 1期のような軽症例ではほとんど症状が出現しないこともあります。このような無症候性COPDを、そもそも有症状COPDと同じように治療すべきでしょうか。「病識がない患者さんに吸入薬を処方する意味はあるのか」と多くの医療従事者が疑問に思っているはずです。

- 気流閉塞がみられる無症状の20人の被験者、健常な20人の被験者、有症状の20人のCOPD患者さんの3群を比較した小規模な研究[1]では、無症状であっても運動耐容能が低く、酸素消費もCOPD患者さんと何ら変わりないことがわかりました。また、気流閉塞がみられる無症状被験者は、過膨張所見がみられやすいことがわかりました。いわゆる気腫型のCOPD患者さんでは、それなりに進行しないと症状が出現しない可能性があります。

- デンマークで実施された大規模なコホート研究（追跡期間中央値6.1年）[2]では、1秒率が低くない健常人と比べると、未診断のCOPD患者さんは、たとえ症状がなくてもCOPD増悪（ハザード比 5.0, 95％CI 2.8〜8.9）、肺炎（ハザード比 1.7, 95％CI 1.3〜2.2）、総死亡（ハザード比 1.3, 95％CI 1.1〜1.6）のリスクが高いことがわかっています（**図1**）。

- 2017年にTie-COPD試験の結果が報告され、話題になりました。軽症のCOPD患者さんに対するチオトロピウムの長期投与が、1秒量の平均年間低下量を有意に抑制したのです（**図2**）[3]。また、COPD増悪の頻度もプラセボ群より有意に抑制しました（**図3**）[3]。これにより、ほぼすべてのCOPD患者さんに対して長時間作用性抗コリン薬の恩恵が

	被験者数	イベント数	年齢および性別で補正	ハザード比（95％CI）
COPD増悪				
非COPD	27,937	130		1（reference）
未診断・無症状COPD	851	26		5.0（2.8〜8.9）
未診断・有症状COPD	2,052	188		15.5（11.0〜21.8）
肺炎				
非COPD	27,937	1,321		1（reference）
未診断・無症状COPD	851	85		1.7（1.3〜2.2）
未診断・有症状COPD	2,052	336		2.8（2.4〜3.3）
総死亡				
非COPD	27,937	2,080		1（reference）
未診断・無症状COPD	851	103		1.3（1.1〜1.6）
未診断・有症状COPD	2,052	389		2.0（1.8〜2.3）

図1　非COPD，未診断・無症状COPD，未診断・有症状COPDのアウトカム比較　　　（文献2より改変）

あることが明らかになりました．COPDの総患者数は約26万人ですが，未受診のCOPD患者数は約500万人とされています．多くの患者さんに，吸入薬が有効であることが示されたのです．

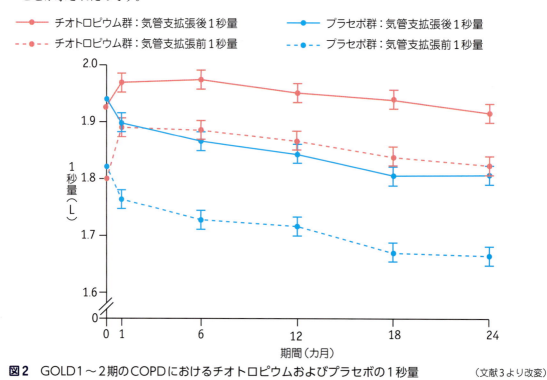

図2 GOLD1〜2期のCOPDにおけるチオトロピウムおよびプラセボの1秒量　（文献3より改変）

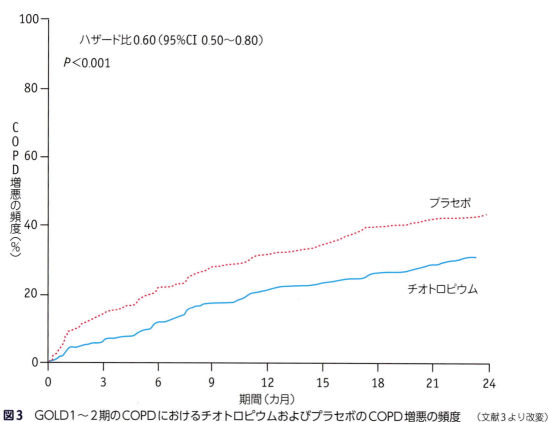

図3 GOLD1〜2期のCOPDにおけるチオトロピウムおよびプラセボのCOPD増悪の頻度　（文献3より改変）

- これらの研究結果から，COPDを発見した時点で（1秒率が70％未満である時点で），早期に治療を導入すべきというのが現在の国際的なコンセンサスになっています。それは，COPD患者さんに待ち受ける未来が，健常人と比べると悲観的であるからに他なりません。
- ただし，実臨床ではどのようにしてGOLD 1期の患者さんを受診させるのかという大きなハードルが立ちはだかります。

3　過剰治療を回避すべきか

- どの国であっても「GOLD 1期だから全員にCOPDの治療をしましょう」というのは実はあまり容認されていません。それは，医療費の問題があるからです。
- 未受診のCOPD患者さんが国内に約500万人いるとして，もし全員に代表的な長時間作用性抗コリン薬であるチオトロピウムを導入した場合，年間の薬価だけで約4,100億円になります。もちろん，そんな事態は起こりえませんが，潜在的COPD患者さんを掘り起こすという行為は，国を挙げて「どうぞどうぞ」とは言えない事情もあります。
- 個人的なスタンスとしては，受診例でのCOPDの取りこぼしは防ぐようにしています。かぜ症候群でも花粉症でも，受診した人に重喫煙歴があれば，息切れや慢性咳嗽などの呼吸器症状を突っ込んで聞いてみる。そうすることで，プライマリケアレベルで無理なく軽症COPD患者さんを拾い上げていくことができます。
- 1秒率が70％を切っているかどうかがCOPDの診断の根拠になりますが，中には当然，スパイロメトリーが苦手な人もいます。COPDとしての治療が妥当であるかという総合的な判断は，医師の裁量にかかっています。
- プライマリケアでは肺機能検査ができないクリニックも多く，喫煙歴だけでCOPD治療を開始されることがあります。しかし，一度はどこかでスパイロメトリーを受けてもらうのが望ましいと考えます。

文 献
1) Soumagne T, et al: Thorax. 2016; 71(9): 804-11.
2) Çolak Y, et al: Lancet Respir Med. 2017; 5(5): 426-34.
3) Zhou Y, et al: N Engl J Med. 2017; 377(10): 923-35.

（倉原　優）

1章 COPDの外来治療──B：吸入療法の実際

B2 LAMAの使い方，選び方を教えて下さい

> **POINT**
> ▶ COPDに対するLAMAは，1秒量の底上げだけでなくCOPD増悪を抑制する効果があります。
> ▶ LAMAを処方する場合，前立腺肥大症，閉塞隅角緑内障，心血管系疾患に注意しましょう。
> ▶ LAMAの選択には，吸入アドヒアランスの維持を第一に考えて処方しましょう。

1 なぜCOPDにLAMAを使うのか？

- 長時間作用性抗コリン薬（long-acting muscarinic antagonist；LAMA）の気管支拡張効果は，ムスカリンM3受容体を阻害することによって得られます。M3受容体を阻害することで，放出されるアセチルコリンの作用も阻害されますから，カルシウムイオンの流入が減って気管支が弛緩する方向へはたらきます（図1）[1]。
- COPDに対してLAMAを用いると，気管支が拡張して1秒量が底上げされるだけでなく，その後の1秒量の減少が抑制され，ひいては死亡率を改善する効果も報告されました[2]。
- UPLIFT試験[2]では，チオトロピウム群において4年間ものあいだ1秒量や努力性肺活量がプラセボ群よりも常に上に位置していたことが示され，チオトロピウム群において全死亡率が有意に低下しました。
- ただしコクランレビューは，死亡率を減らす効果はないと結論づけています[3]。
- COPDにLAMAを用いる理由は，COPD増悪の抑制，QOLの改善のためです[3]。
- LAMAが1回のCOPD増悪を予防するためのNNTB（number needed to treat to benefit）は16とされています[3]。

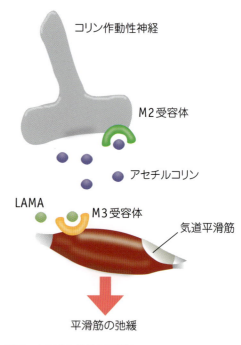

図1　LAMAの作用機序　　（文献1より改変）

2　LAMAの位置づけ

■ 日本呼吸器学会の『COPD（慢性閉塞性肺疾患）診断と治療のためのガイドライン2018』[4]では，吸入薬の第一選択にLAMAが挙げられています（図2）。以前ほど長時間作用性β_2刺激薬（long-acting β_2 agonist；LABA）を単剤で用いることはなくなりました。喘息合併例ではLABA単剤治療によって死亡リスクが上がる懸念があるため，ほとんどの呼吸器内科医はまずLAMAを用いています。前立腺肥大症や閉塞隅角緑内障がある患者さんでは，LABAを用いることもあります。

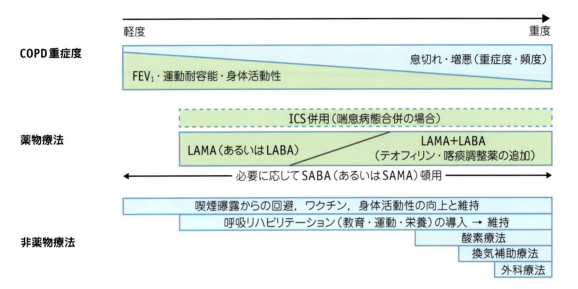

図2　安定期COPDの重症度に応じた管理

（文献4，p4より転載）

■ 国際的には，毎年改訂される「GOLDガイドライン」[5]が用いられていますが，国内のガイドラインとそう大差ありません。GOLDガイドラインでは，過去1年の増悪回数と自覚症状〔修正MRC（mMRC）スケール・COPDアセスメントテスト（CAT）スコア〕で重症度をABCDの4分類にわけた上で，治療方針が規定されています（図3）。
■ プライマリケアレベルでここまで精緻な分類ができない場合は，まずLAMAを導入することをお勧めします。最初から合剤であるLAMA/LABAを用いると，副作用が出た場合にLAMAとLABAのどちらにステップダウンしてよいのか迷うことがあるからです。

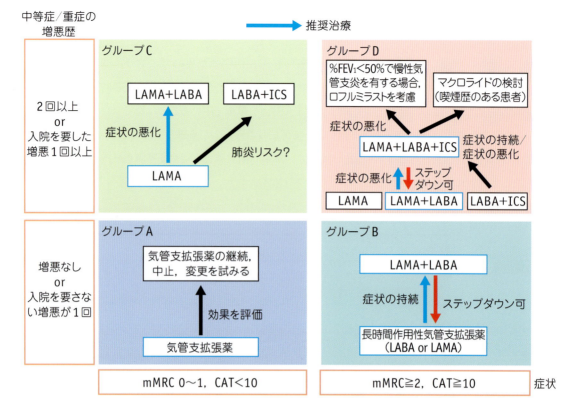

図3 GOLDガイドラインの重症度別治療
ICS：吸入ステロイド

（文献5より改変）

3　LAMAの種類

- LAMAの種類は**表1**の通りです。シェアは圧倒的にチオトロピウム（スピリーバ®）が占めています。昔はハンディヘラー®を用いてカプセルを充填するものが主流でしたが，現在はレスピマット®製剤が台頭しています。
- **表1**のスピリーバ®1.25μgレスピマット®60吸入は，喘息に保険適用があるLAMAです。LAMAの中で喘息に使えるのはこの製剤のみです。
- イプラトロピウム（アトロベント®）という短時間作用性抗コリン薬もありますが，M3受容体の結合時間が短いためCOPDの長期治療にはほとんど用いられません。

4　LAMAを処方する上での注意点

- 抗コリン薬ですから，前立腺肥大症，閉塞隅角緑内障の患者さんには注意が必要です。排尿障害をきたすほどの前立腺肥大症や，隅角がかなり狭い緑内障でない限り，吸入製剤の使用はそこまでリスクは高くないのですが，基礎疾患を何も調べずにLAMAを処方するのはNGです。

表1 LAMAの種類

一般名	商品名	用法・用量	使用可能噴霧回数	剤形	吸入残量確認
チオトロピウム	スピリーバ®吸入用カプセル18μg	1回1カプセル 1日1回	—	DPI	なし
	スピリーバ®2.5μgレスピマット®60吸入, 1.25μgレスピマット®60吸入	1回2吸入 1日1回	60	ソフトミスト	矢印が赤い領域に入ったら残りは約14噴霧(7回分)
グリコピロニウム	シーブリ®吸入用カプセル50μg	1回1カプセル 1日1回	—	DPI	なし
アクリジニウム	エクリラ®400μgジェヌエア®30吸入用, 60吸入用	1回1吸入 1日2回	30, 60	DPI	10回きざみのカウンターつき
ウメクリジニウム	エンクラッセ®62.5μgエリプタ®7吸入用, 30吸入用	1回1吸入 1日1回	7, 30	DPI	カウンターつき

DPI：ドライパウダー製剤

■ LAMAの処方を開始してから1カ月時点が最も心血管系疾患(冠動脈疾患, 心不全, 虚血性脳卒中, 不整脈)リスクが高いとされており(**図4**)[6], 処方後2〜3週間で1度, 使い勝手や副作用の確認をしたほうがよいでしょう。そのため, 筆者は吸入薬を処方してから2〜3週間後に1度外来に来て頂くようにしています。

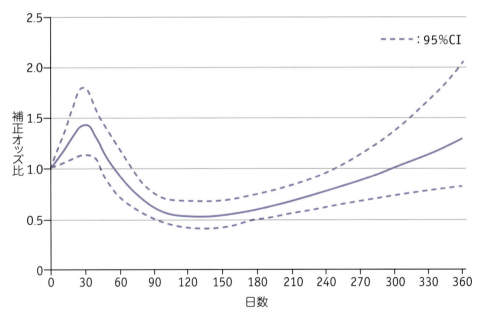

図4 LAMAの心血管系疾患リスクと使用期間——反応曲線 　　　(文献6より改変)

5 どのLAMAを使うべきか？

- LAMAは基本的にほとんどの製剤にスピリーバ®との非劣性が示されているので，差はないと考えてよいと思います（製薬会社主導研究ではこの製剤がベターなどのデータはあるようですが）。

- COPD患者さんに対してLAMAを処方しても，すぐに症状が改善するわけではありません。少なくとも3～4週間くらい経過をみないと変化を感じるのは難しいでしょう。

- LAMAの使い分けは，吸入アドヒアランスの維持が可能かどうかがすべてです。

- 1回1吸入1日1回の吸入薬と，1回2吸入1日2回の吸入薬の吸入アドヒアランスは，どちらが高いかおわかりでしょうか。当然ながら，前者のほうが吸入ミスが少ないです。そのため，吸入アドヒアランスを維持するためには，1日1回のタイミングで吸入が完結する製剤が好ましいと言えます。その点では，エクリラ®はややディスアドバンテージがあります。

- カプセル充填型と非充填型の吸入アドヒアランスはどうでしょうか。これは好みもあるかもしれませんが，基本的に高齢者はカプセル充填作業が難しいです。特に，今のLAMAのカプセルは小型化しており，ポロッと落としてしまう高齢者が非常に多くいます。その点では，カプセル充填型であるシーブリ®とスピリーバ®吸入用カプセル（ハンディヘラー®）は不利です。

- 最後に，高齢者の場合，吸気流速が不足しています。そのため，レスピマット®のように吸気流速が必要なくても十分薬効が得られるものが望ましいです。その点では，やや吸気流速が必要とされるシーブリ®，エクリラ®，エンクラッセ®はやや不利と言えます。

- 以上の観点から，高齢者に多いCOPD患者さんに第一選択として用いるLAMAは，スピリーバ®レスピマット®がベストと考えます。元気そうな患者さんであれば，吸気流速には目をつぶってエンクラッセ®を次点に挙げたいと考えます。もちろん，これは筆者の私見です。

- 少しフォローしておきますと，エクリラ®に採用されているジェヌエア®は最も操作性のよい吸入デバイスであると思います。レスピマット®は回転操作がやや難しく，「回転くん」という補助デバイスがあるくらいです。

文献
1) Nardini S, et al：Multidiscip Respir Med. 2014；9（1）：50.
2) Tashkin DP, et al：N Engl J Med. 2008；359（15）：1543-54.
3) Karner C, et al：Cochrane Database Syst Rev. 2014；7：CD009285.
4) 日本呼吸器学会COPDガイドライン第5版作成委員会：COPD（慢性閉塞性肺疾患）診断と治療のためのガイドライン2018. 第5版. メディカルレビュー社, 2018.
5) Global Initiative for Chronic Obstructive Lung Disease：2018 Global Strategy for Prevention, Diagnosis and Management of COPD.（2018年9月閲覧）
http://goldcopd.org/gold-reports/
6) Wang MT, et al：JAMA Intern Med. 2018；178（2）：229-38.

（倉原　優）

1章 COPDの外来治療──B：吸入療法の実際

LABA・SABAの使い方，選び方を教えて下さい

> **POINT**
> ▶ COPDに対するLABA単独使用はガイドライン上推奨されてはいますが，喘息合併例で死亡リスクが上昇する懸念があります．
> ▶ 前立腺肥大症や閉塞隅角緑内障がある場合を除いて積極的にLABA単剤を選ぶ必要はありません．
> ▶ COPDの外来診療においてSABAは不要と筆者は考えます．SABAの吸入で最も有効なのはネブライザー吸入です．

1 COPDに対するβ刺激薬

- 国内のガイドライン[1]ではLAMAの後に括弧つきでLABAも推奨されています（☞ 1章B2の図2）．
- $β_2$刺激薬は気道平滑筋細胞に到達して$β_2$受容体を刺激します．これによってアデニル酸シクラーゼが活性化し，cAMPが増加することで気道平滑筋の収縮が抑制されます．
- その作用時間の長さから，COPDに対する長期治療としてLABA，発作時治療として短時間作用性$β_2$刺激薬（short-acting $β_2$ agonist；SABA）の使用が一般的ですが，単独でβ刺激薬が使用されることは多くなく，吸入ステロイド（inhaled corticosteroid；ICS）との合剤やLAMAとの合剤として使われることが増えました．

2 COPDに対するLABA

- 喘息に対してLABA単剤がなぜだめなのかと言うと，単独で用いることによる死亡リスクの上昇が懸念されているためです．
- 米国食品医薬品局（FDA）は，「喘息のコントローラーであるICSを使用せずにLABAを使用することは禁忌」と過去に明言しています[2, 3]．これは2006年のメタアナリシスにおいて，LABAの単独使用は入院を要する喘息発作や死亡率を上昇させたと報告されたためです[4]．ただし，ICSと併用するぶんには大丈夫というお墨つきがあります．
- そのため，喘息とCOPDが合併しているACO（Asthma and COPD overlap）のようなケースでは，ガイドラインで推奨されているからLABA単独を使用するというの

21

はなかなか勇気のいることなのです．特にプライマリケアでは，COPD単独かACOかの判断が難しく，迷うのであればLAMAから開始したほうが安全であると考えられます．
- ゆえに，COPDに対してLABAを使う場合，基本的にはLAMAとの合剤，ICSとの合剤として用いるべきと考えられます（それぞれの合剤については**1章B4，1章B5**参照）．もちろん，前立腺肥大症や閉塞隅角緑内障があってLAMAが処方しにくいときは，LABA単剤も選択肢に入ります．
- COPDに対するLABAの使用は，COPD増悪を減らしQOLを改善する効果はありますが（**図1**）[5]，死亡率に影響を与えるほどではないとされています[5~7]．

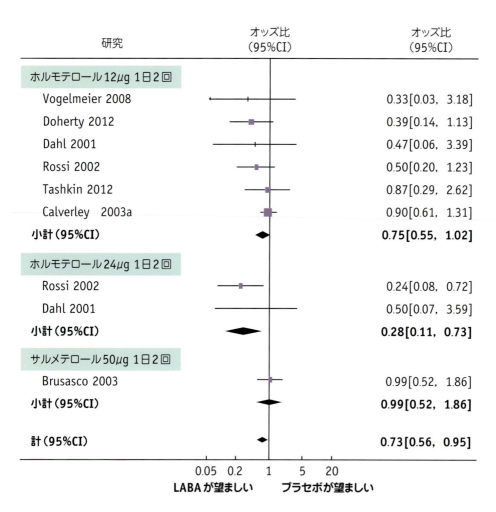

図1 重度のCOPD増悪に対するLABAの効果（プラセボと比較） （文献5より改変）

3 LABAの種類

■現在発売されているLABAを**表1**にまとめました。ほとんどが吸入薬ですが，ツロブテロールだけは貼付薬です。

表1 LABAの種類

一般名	商品名	用法・用量	使用可能噴霧回数	剤形
サルメテロール	セレベント®25ロタディスク® セレベント®50ロタディスク®	1回1吸入（50μg） 1日2回	1枚4回	DPI
	セレベント®50ディスカス®		60	DPI
インダカテロール	オンブレス®吸入用カプセル150μg	1回1カプセル（150μg） 1日1回	1シート 7カプセル	DPI
ホルモテロール	オーキシス®9μgタービュヘイラー® 28吸入，60吸入	1回1吸入（9μg） 1日2回	28，60	DPI
ツロブテロール	ホクナリン®テープ	0.5mg，1mg，2mg 1日1枚	－	貼付薬

■どのLABAもCOPDに保険適用がありますが，セレベント®は喘息に対しても使われます。しかし前述したように，喘息に対してセレベント®を単独で使用することはもはやありません。

■残る吸入LABAであるオーキシス®とオンブレス®のどちらがよいかと言うと，個人的にはカプセル充填が不要であるオーキシス®を推したいところですが，それでも現在は合剤としてLABAを処方することが多いので単独処方は年に数えるくらいしかありません。

■LABAの中ではオンブレス®が最も1秒量の改善効果が大きいとされています[8, 9]。セレベント®はやや古いLABAであり，効果発現が遅いという特徴があります。発作時に用いるSABAの効果発現時間が1～2分くらいとすると，セレベント®は6分，オンブレス®は3分，オーキシス®は2分といったイメージを持って下さい[10, 11]。

■立ち上がり時間が速いホルモテロールを採用しているシムビコート®で，定期吸入だけでなく発作時治療も可能なSMART療法（**p33**）をウリにしているのも頷ける気がしますね。

■**表1**以外に，合剤にのみ用いられているLABAもあります。それがビランテロールとオロダテロールです。それぞれ，フルチカゾン/ビランテロール（レルベア®）とチオトロピウム/オロダテロール（スピオルト®）として合剤のみで活躍しています。インダカテロール，ホルモテロール，ビランテロール，オロダテロールは気管支拡張作用が24時間に及ぶため，ultra LABAと呼ばれることもあります。

■ツロブテロールは，高齢者で吸入がまったくできない場合にペタっと貼ることがありま

すが，その効果は不明と言わざるを得ません。寝たきりに近い高齢者のCOPDに，はたしてLABAが必要なのかどうか，誰にも答えがわからないからです。

4　LABAの副作用

- 吸入開始1カ月時点での心血管系疾患イベントのリスクが高くなることがわかっているので（図2）[12]，特に既存の循環器疾患がある高齢者では処方に注意が必要です。

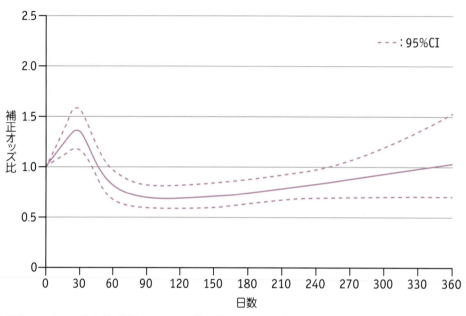

図2　LABAの心血管系疾患リスクと使用期間——反応曲線

（文献12より改変）

- 後述するSABAと同じく，動悸や振戦を訴える患者さんもいます。
- LABAの中で循環器系に最も安全なものを選ぶとしたら，オロダテロール，ビランテロールあたりになると考えます。これはβ_2受容体の選択性の高さに由来します[13]。

5 SABAの種類

- SABAの種類を**表2**に記載します。

- SABAは基本的に発作時に使用しますが，COPD増悪時に喘息発作と同じように使います。ただし喘息発作とは異なり，COPDは感染症によって増悪することが多く，SABAを使った状態で来院されることはあまり多くありません。

- そのため，多くのCOPD増悪例は病棟でSABAを開始します。**表2**のうち，病棟で始めるとすればネブライザー式であるベネトリン®吸入液かメプチン®吸入液が望ましいでしょう。サルタノール®などの新しいデバイスを処方してもよいのですが，退院時に患者さんが薬を持ち帰る際，長期管理薬以外にSABAの使い方も熟知していないと退院後アドヒアランスの悪化をまねきます。そのため，筆者は外来でCOPD患者さんにSABAを処方していません。個人的には，あくまで入院時に用いるべきものと考えます。

表2 SABAの種類

一般名	商品名	1回量	1日最大量	使用可能噴霧回数	剤形
サルブタモール	サルタノール®インヘラー100μg	1回2吸入	8吸入	200	pMDI
	ベネトリン®吸入液0.5%	1回0.3～0.5mL（1.5～2.5mg）	–	–	ネブライザー
プロカテロール	メプチンエアー®10μg 吸入100回	1回2吸入	8吸入	100	pMDI
	メプチンキッドエアー®5μg 吸入100回	1回4吸入（成人）	16吸入（成人）	100	pMDI
	メプチン®吸入液0.01% メプチン®吸入液ユニット0.3mL メプチン®吸入液ユニット0.5mL	1回0.3～0.5mL（30～50μg）	–	–	ネブライザー
	メプチン®スイングヘラー®10μg 吸入100回	1回2吸入	8吸入	100	DPI
フェノテロール	ベロテック®エロゾル100	1回1～2吸入	8吸入	200	pMDI

pMDI：加圧噴霧式定量吸入器

- 軽症COPDにおいて短時間作用性気管支拡張薬の使用も容認されていますが，実のところ長期管理できるほどのパワーもなければ発作を軽減するパワーもそこまで強くないため，COPD患者さんに対して外来でSABAを処方する意義はほとんどないと筆者は考えています。

6 SABAの副作用

■一般的な副作用として，動悸や振戦が知られています。何度もSABAを吸入したために，「少しドキドキする」という患者さんをたまに見かけます。しかし，これらの副作用は添付文書上1％未満の出現率のようで，またこれらの副作用に難渋したことはほとんどありません。

■ただし最初から頻脈性不整脈があるような場合は，あえてSABAを導入しなくてもよいかもしれません。その場合，LAMA，LAMA＋ICSのプランニングでよいでしょう。

■SABAの使用は「20分あけて1日3回までにとどめておく」などの指導が必要ですが，高齢COPD患者さんではなかなかその理解が得られないため，やはりSABAを処方するよりは「熱が出たり呼吸器症状がおかしくなったりしたらすぐ病院に来て下さい」と伝えておくほうがよいと思います。

文 献

1) 日本呼吸器学会COPDガイドライン第5版作成委員会：COPD（慢性閉塞性肺疾患）診断と治療のためのガイドライン2018. 第5版. メディカルレビュー社, 2018.
2) Chowdhury BA, et al：N Engl J Med. 2010；362(13)：1169-71.
3) FDA Drug Safety Communication：FDA review finds no significant increase in risk of serious asthma outcomes with long-acting beta agonists (LABAs) used in combination with inhaled corticosteroids (ICS). (2018年9月閲覧)
   https://www.fda.gov/Drugs/DrugSafety/ucm589587.htm
4) Salpeter SR, et al：Ann Intern Med. 2006；144(12)：904-12.
5) Kew KM, et al：Cochrane Database Syst Rev. 2013；(10)：CD010177.
6) Calverley PM, et al：N Engl J Med. 2007；356(8)：775-89.
7) Horita N, et al：Respir Res. 2013；14：62.
8) Geake JB, et al：Cochrane Database Syst Rev. 2015；(1)：CD010139.
9) Kew KM, et al：Cochrane Database Syst Rev. 2014；(3)：CD010844.
10) 玉置淳：日呼吸会誌. 2014；3(2)：170-7.
11) 鈴木和彦, 他：日薬理誌. 2012；140(1)：36-43.
12) Wang MT, et al：JAMA Intern Med. 2018；178(2)：229-38.
13) Slack RJ, et al：J Pharmacol Exp Ther. 2013；344(1)：218-30.

（倉原　優）

1章　COPDの外来治療——B：吸入療法の実際

B4 どのような場合にLAMA/LABAを使用しますか？

POINT

▶ COPDに対するLAMA/LABAは，単剤治療と比較してトラフ1秒量を50〜90mL底上げする効果があります。

▶ 通常はLAMAから治療を開始し，重症度B以上の患者さんがLAMA/LABAの合剤にステップアップしていくことが多いです。

▶ LAMAの副作用とLABAの副作用の足し算になるので，開始1カ月時点で再受診して頂くよう心がけて下さい。

1　COPDに対するLAMA/LABA

■ LAMA/LABAとは，LAMAとLABAの合剤です。1つの吸入デバイスで2つの薬効成分が吸入できるという画期的な製品です。

■ COPD患者さんに対して，我々はまずLAMAで治療を導入しますが，症状が良くならない，あるいは増悪を繰り返すといった場合に，LAMA/LABAにステップアップする手法をとっています。国際的にはこの流れはもっとアグレッシブになる予定で，おそらく将来，軽症COPDの第一選択にLAMA/LABAが入ってくるでしょう。

■ LAMA単剤やLABA単剤に比べると，LAMA/LABAはトラフ1秒量の50〜90mLくらいの底上げに寄与します[1~3]。わかりやすく言うと，階段を上るだけでもちょっと疲れていたのが，マシになるくらいの印象です。実生活ではこの1秒量の上昇を早期に実感することがあまりないため，筆者はこの現象を"clinical silent FEV1 elevation"と呼んでいます。このsilent FEV1 elevationがスパイロメトリーで確認できれば，後から実感を伴うこともあるため，患者さんには検査用紙を見せて数値が良くなっていることを説明しています。

■ COPD患者さんをランダムにグリコピロニウム/インダカテロール群，インダカテロール群，グリコピロニウム群，チオトロピウム群，プラセボ群に割り付けたSHINE試験において，治療開始26週時点でのトラフ1秒量は，他群と比較してグリコピロニウム/インダカテロール群で90mLほどの上昇が観察されています（図1）[3]。

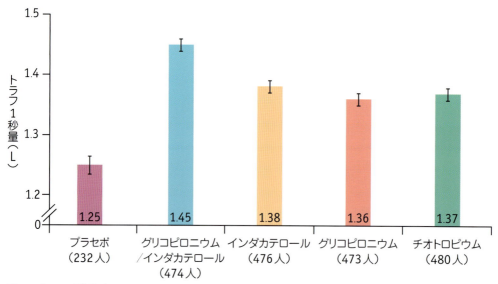

図1 SHINE試験におけるトラフ1秒量

（文献3より改変）

- また，最も新しいLAMA/LABAであるチオトロピウム/オロダテロールについても，チオトロピウムあるいはオロダテロールの単剤治療と比較してトラフ1秒量が有意に改善したことが報告されています（**図2**）[4]。これも50mL以上のトラフ1秒量改善がありそうですね。

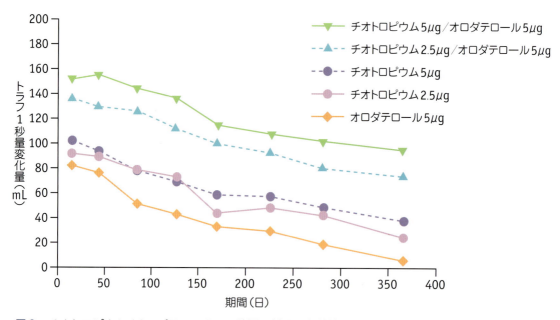

図2 チオトロピウム/オロダテロールの1秒量に対する有効性

（文献4より改変）

- COPDの重症例では，LAMA/LABAにICSを加えます。そのため，数年以内に国内でもLAMA/LABA/ICSのトリプル吸入製剤が登場する見込みです。盲目的にICSを

加えるわけではありませんが，どのようなときにICSが必要になるかは後述します（**p31**）。ICSを上乗せしてトリプル吸入療法にしても，上乗せされる1秒量は10mL程度と考えられています。ただ，ICSは繰り返すCOPD増悪を抑制する効果があります。

■ さて，プライマリケアでいきなりLAMA/LABAを導入してよいかは迷うところですが，基本的にLAMA→LAMA/LABAと1剤ずつ導入するほうがよいでしょう。副作用が出てしまったときに，どちらの成分によるものか判断がつかないからです。

2　LAMA/LABAの種類

■ 現時点で発売されているLAMA/LABAは**表1**の通りです。3つしかないので覚えやすいですね。

表1　LAMA/LABAの種類

一般名	商品名	用法・用量	使用可能噴霧回数	剤形
グリコピロニウム／インダカテロール	ウルティブロ®吸入用カプセル	1回1カプセル 1日1回	－	DPI
ウメクリジニウム／ビランテロール	アノーロ®エリプタ®7吸入用，30吸入用	1回1吸入 1日1回	7，30	DPI
チオトロピウム／オロダテロール	スピオルト®レスピマット®28吸入，60吸入	1回2吸入 1日1回	28，60	ソフトミスト

■ LAMA→LAMA/LABAにステップアップする場合，それぞれシーブリ®→ウルティブロ®，エンクラッセ®→アノーロ®，スピリーバ®レスピマット®→スピオルト®レスピマット®という流れになります。そのため，吸入デバイス操作に慣れたCOPD患者さんであれば，同じ吸入デバイスを用いてステップアップしていくのが望ましいでしょう。

■ この中で最も新しいのはスピオルト®で，それまではウルティブロ®とアノーロ®の一騎打ちの状態でした。**p20**にも記載しましたが，筆者は吸入アドヒアランスの維持こそがCOPD治療の「要（かなめ）」と考えているので，カプセル充填が不要な1日1回のスピオルト®を非常に高く評価しています。吸気流速があれば，アノーロ®も良い選択肢になるでしょう。小さいカプセルを充填する作業が必要なウルティブロ®は，吸入アドヒアランスの維持の観点からはやや不利と考えます。

3　いつLAMA/LABAを使うのか？

■ さて，COPD患者さんにいつLAMA/LABAを処方したらよいのか迷う方も多いかと

思います。原則として，最初から合剤を処方するのは控えたほうがよいでしょう。理由は前述した通り，副作用が出たときのステップダウンの選択肢に迷うからです。

■ 基本的に，国際的なガイドラインでLAMA/LABAが容認されているのは重症度B～Dです。すなわち，それなりに自覚症状があって，過去に増悪を経験している人です。

■ 目の前の患者さんが，修正MRCスケール2度以上，CATスコア10点以上の強い症状があるなら，LAMAだけでなくLABAを将来的に加えるつもりで診療に臨んで下さい。

■ COPDは緊急性のない疾患なので，いきなり合剤を処方する必要はありません。LAMA，LABAともに1剤ずつ加えて下さい。

■ 副作用は，LAMA（**p19**），LABA（**p24**）の項目で記載したように，開始1カ月時点での心血管系疾患イベントに注意して下さい。合剤ですから，単純にリスクは足し算として考えたほうがよいでしょう。また当然ながら，前立腺肥大症や閉塞隅角緑内障の増悪にも注意して下さい。

4　合剤を使うCOPD患者さんはほとんどが高齢者

■ LAMA単剤を使っている人よりも，LAMA/LABAを使用している患者さんのほうが高齢であることが多いです。これは高齢COPDであるほど，呼吸困難の症状が強く顕在化してくるようになり，より強力な治療を求める傾向にあるからです。

■ 高い確率で吸入アドヒアランスが維持できる合剤を処方するべきで，毎回の外来で使い勝手や副作用を確認するようにして下さい。可能であれば，目の前で吸ってもらうのもよいでしょう。高齢者の半数以上が吸入デバイスの操作を誤っています。筆者もしばしば外来で驚くような吸入方法を見かけます。

■ 90歳を超えているような超高齢COPD患者さんで，合剤吸入薬を用いてまで治療しなければならないのか，エビデンスはありません。そのため，在宅酸素療法を余儀なくされている寝たきり患者さんでは，1秒量の底上げ効果が普段の生活に寄与しないこともあるため，あえて吸入薬を続けないという選択肢もあってよいと筆者は考えます。

文 献

1) Singh D：Br J Clin Pharmacol. 2015；79(5)：695-708.
2) Singh D, et al：BMC Pulm Med. 2014；14：178.
3) Bateman ED, et al：Eur Respir J. 2013；42(6)：1484-94.
4) Buhl R, et al：Eur Respir J. 2015；45(4)：969-79.

（倉原　優）

1章　COPD の外来治療──B：吸入療法の実際

B5 ICSを使用する場面，適応について教えて下さい

POINT

▶ COPDに対するICSはトラフ1秒量で10mL程度の上乗せ効果しかないですが，COPD増悪を抑制する作用があります。

▶ 何度も入退院を繰り返すようなCOPD患者さんにはICSの使用も考慮しましょう。

▶ 最重症COPD患者さんにはトリプル吸入療法が有用です。

▶ ICSの使用によって肺炎のリスクが上昇する可能性が指摘されていますが，これについてはまだ議論の余地があります。

1　COPDに対する吸入ステロイド（ICS）の効果

- 吸入ステロイド（inhaled corticosteroid；ICS）といえば喘息の治療薬です（**表1**）。しかし，COPDに対して使われることもあります。

- COPDに対するICSはほとんどがICS/LABAです（**表2**）。**表2**のうち，フルティフォーム®に関してはCOPDに保険適用がありません。

- COPDに対してICSを用いても，1秒量はそこまで上昇しません。プラセボと比較してもせいぜい10mLくらいの上乗せと言われています（**図1**）[1]。LAMA/LABAが，LAMAあるいはLABAから50mL以上の上乗せ効果があったことを考えると，かなり弱いですよね。

- それもそのはずで，ICSは抗炎症作用に期待して処方するのです。そのため，喘息の好酸球性炎症を取り除いて，それによって喘鳴を解除する，発作を抑制する，そういう薬剤なのです。

- 慢性的な呼吸器症状を訴えるCOPD患者さんに対するICSの肺機能上の効果はたかが知れています。しかし，COPD増悪を予防する効果についてはいくつか報告があります[1~3]。これはICSが純粋に気道炎症を抑制するためでしょう。

- そのため国際ガイドライン[4]では，重症度CあるいはDにおいて，増悪を繰り返す例にはICSの追加を容認しています。すなわち，LAMA/LABA/ICSのトリプル吸入療法が可能です。数年以内にLAMA/LABA/ICSのトリプル吸入製剤が国内でも発売される見通しですが，最重症COPDで何度も入退院を繰り返す例には，ICS追加は良い選択肢になるでしょう。

表1 ICSの種類

一般名	商品名	用法・用量	使用可能噴霧回数	剤形
シクレソニド	オルベスコ®50μgインヘラー112吸入用	1回100〜400μg 1日1回 （1日800μgの場合, 400μg1日2回）	112	pMDI
	オルベスコ®100μgインヘラー56吸入用		56	
	オルベスコ®100μgインヘラー112吸入用		112	
	オルベスコ®200μgインヘラー56吸入用		56	
ブデソニド	パルミコート®100μgタービュヘイラー®112吸入	1回100〜400μg 1日2回	112	DPI
	パルミコート®200μgタービュヘイラー®56吸入		56	
	パルミコート®200μgタービュヘイラー®112吸入		112	
	パルミコート®吸入液0.25mg パルミコート®吸入液0.5mg	0.5mg（1日2回） または1mg（1日1回）	−	ネブライザー
フルチカゾン	フルタイド®50ディスカス® フルタイド®100ディスカス® フルタイド®200ディスカス®	1回100μg 1日2回	60	DPI
	フルタイド®50ロタディスク® フルタイド®100ロタディスク® フルタイド®200ロタディスク®		1枚4回	
	フルタイド®50μgエアゾール120吸入用		120	pMDI
	フルタイド®100μgエアゾール60吸入用		60	
ベクロメタゾン	キュバール™50エアゾール キュバール™100エアゾール	1回100μg 1日2回	100	pMDI
モメタゾン	アズマネックス®ツイストヘラー®100μg60吸入 アズマネックス®ツイストヘラー®200μg60吸入	1回100μg 1日2回	60	DPI
フルチカゾン	アニュイティ®100μgエリプタ®30吸入用 アニュイティ®200μgエリプタ®30吸入用	1回100〜200μg 1日1回	30	DPI

表2 ICS／LABAの種類

一般名	商品名	用法・用量	使用可能噴霧回数	剤形
フルチカゾン／サルメテロール	アドエア®100ディスカス®28吸入用, 60吸入用 アドエア®250ディスカス®28吸入用, 60吸入用 アドエア®500ディスカス®28吸入用, 60吸入用	1回1吸入 1日2回	28, 60	DPI
	アドエア®50エアゾール120吸入用 アドエア®125エアゾール120吸入用 アドエア®250エアゾール120吸入用	1回2吸入 1日2回	120	pMDI
ブデソニド／ホルモテロール	シムビコート®タービュヘイラー®30吸入 シムビコート®タービュヘイラー®60吸入	1回1吸入 1日2回 あるいは発作時 （SMART療法）	30, 60	DPI
フルチカゾン／ホルモテロール	フルティフォーム®50エアゾール56吸入用, 120吸入用 フルティフォーム®125エアゾール56吸入用, 120吸入用	1回2吸入 1日2回	56, 120	pMDI
フルチカゾン／ビランテロール	レルベア®100エリプタ®14吸入用, 30吸入用 レルベア®200エリプタ®14吸入用, 30吸入用	1回1吸入 1日1回	14, 30	DPI

研究	mL／年	mL／年（95%CI）	mL／年（95%CI）
ブデソニド≧1,000μg／日 相当			
LHS 2000	2.8	2.80［−5.40, 11.00］	
Vestbo 1999	3.1	3.10［−12.80, 19.00］	
Weir 1999	36.3	36.30［−7.70, 80.30］	
小計（95%CI）		3.76［−3.43, 10.95］	
ブデソニド＜1,000μg／日 相当			
Burge 2000	9	9.00［−2.76, 20.76］	
van Grunsven 1999	39	39.00［−6.08, 84.08］	
小計（95%CI）		10.91［−0.47, 22.29］	
計（95%CI）		5.80［−0.28, 11.88］	

−100　−50　　0　　50　　100
プラセボが望ましい　　ICSが望ましい

図1 ICSによる1秒量改善効果（プラセボとの比較：逆分散法）　　（文献1より改変）

■ また LAMA が使いにくい人に対しても，ICS/LABA の合剤を用いるプラクティスが一般的です。ただし，トラフ1秒量は LAMA/LABA ほど回復しない点には注意が必要です（筆者の実感では LAMA/LABA 上乗せの半分程度）。

■ なお，ICS/LABA のうち，シムビコート®に関しては急にしんどくなったときのレスキューとして SMART 療法を実施することもできます。

SMART療法

シムビコート®に含まれているホルモテロールは作用の立ち上がりが速やかであるため，長期管理薬として使用するだけでなく，発作時の症状緩和にも有効とされています。このシムビコート®の二刀流のような使い方を SMART 療法（symbicort maintenance and reliever therapy）と言います[5]。

- 定期吸入が1日2吸入の場合：発作時6吸入まで（合計8吸入まで可能）
- 定期吸入が1日4吸入の場合：発作時4吸入まで（合計8吸入まで可能）

2　ICSの合併症

■ ICS の局所副作用には**表3**のようなものがあります。そのため，ICS や ICS/LABA を用いている人はうがいをする必要があります。特に COPD は高齢者に多いですから，口を開けてもらうと口腔カンジダがビッシリとい
うこともあります。

表3 ICSの主な局所副作用

・口腔カンジダ症	・嗄声
・口内炎	・咽頭違和感
・口渇感	・咽頭灼熱感
・口腔内乾燥	・咳嗽
・味覚異常	

- 食道カンジダ症にまで至るケースはきわめて稀ですが，嚥下痛がないか留意して下さい。消化管のカンジダ症の予防には，食前の吸入が有効です。
- 女性や高齢者では嗄声の頻度が高いとされています[6]。嗄声に関しては加圧噴霧式定量吸入器（pressurized metered-dose inhaler；pMDI）にスペーサーを併用することである程度改善が見込めますが，うがいではあまり予防できません。
- 嗄声があるときは，別のICSに変更するのがセオリーです。ドライパウダーで嗄声が出現するなら，pMDIに切り替えるのが得策です。
- ICSの全身性副作用には**表4**のようなものがありますが，高用量ICSを使い続けるようなことがなければ非常に稀な副作用と認識してよいです。

表4 ICSの主な全身性副作用

・肺炎（議論の余地あり）
・身長への影響（小児の場合：トータル1.2cmほど）
・糖尿病の発症，増悪
・副腎皮質機能の抑制
・骨代謝への影響（骨折リスク）
・ステロイド白内障

- 最近トピックになっているのは肺炎です。ICSは用量依存的に肺炎のリスクが上昇するとされています[7,8]。ただし，実臨床でよく遭遇する中等症のCOPD患者さんに対しては有意に上昇させないという報告もあるので，実はまだ決着がついていません[9]。ただし，もし肺炎リスクが上昇するとしても，死亡リスクを上昇させるほどの悪影響はありません[8]。
- また高齢者の場合，ICSは糖尿病の発症[10]や骨折リスク[11]を後押しする可能性も報告されているので注意して下さい。

◎

- COPDに対してICSを上乗せすべき条件は，**表5**のようなプロファイルを考えるべきです[12]。ただし，過去のCOPD増悪の原因が明らかな肺炎であれば，ICSは避けたほうがよいでしょう。

表5 COPDに対してICSを上乗せする条件

ICS使用を推奨	ICS使用を考慮	ICS使用を避ける
入院を要するCOPD増悪の既往※	―	肺炎イベントを繰り返す※
年2回を超える中等度COPD増悪※	年1回の中等度COPD増悪※	―
血中好酸球数＞300/μL	血中好酸球数100〜300/μL	血中好酸球数＜100/μL
喘息合併例	―	抗酸菌感染症合併例

※適切な気管支拡張薬が導入されている場合

文 献

1) Yang IA, et al：Cochrane Database Syst Rev. 2012；(7)：CD002991.
2) Gartlehner G, et al：Ann Fam Med. 2006；4(3)：253-62.
3) Agarwal R, et al：Chest. 2010；137(2)：318-25.
4) Global Initiative for Chronic Obstructive Lung Disease：2018 Global Strategy for Prevention, Diagnosis and Management of COPD.（2018年9月閲覧）
    https://goldcopd.org/gold-reports/
5) Chapman KR, et al：Thorax. 2010；65(8)：747-52.
6) Ishizuka T, et al：Allergy Asthma Proc. 2007；28(5)：550-6.
7) McKeever T, et al：Chest. 2013；144(6)：1788-94.
8) Kew KM, et al：Cochrane Database Syst Rev. 2014；(3)：CD010115.
9) Crim C, et al：Respir Med. 2017；131：27-34.
10) Suissa S, et al：Am J Med. 2010；123(11)：1001-6.
11) Gonzalez AV, et al：Chest. 2018；153(2)：321-8.
12) Agusti A, et al：Eur Respir J. 2018.

（倉原　優）

1章 COPDの外来治療──B：吸入療法の実際

B6 患者さんに対して，吸入のやり方をどのように教えればよいでしょうか？

POINT

- ▶ COPD患者さんは高齢の方が多いので，難しいという印象を持たれないように，はじめはゆっくりと時間をかけてデバイスの使い方を説明し，理解して頂くようにしましょう。
- ▶ 1回の説明ではうまく吸えないこともあります。そのようなときには，回数を重ねながら徐々に慣れて頂くようにしましょう。
- ▶ デバイスによって使い方のコツがあるので，できるだけわかりやすい表現を用いて「吸い方」を理解してもらいましょう。
- ▶ デバイスによって，吸えているかを確認する方法があります。きちんと吸えたかどうかを患者さんに毎回確認してもらうようにしましょう。
- ▶ 患者さんがきちんと吸入できているか，ご家族の方にも吸入の方法について一緒に理解してもらうとよいでしょう。
- ▶ 抗コリン作用を持つ薬剤の副作用である嗄声や口の渇きについては，「日常生活に支障がなければそのまま続け，支障が出るようなことがあれば教えて下さい」と患者さんが不安に思われないように事前にきちんと説明することが望まれます。

1 デバイスの特徴

- ■吸入指導をするにあたって，まずデバイスの特徴を把握する必要があります。COPD治療に使われる吸入薬のデバイスの特徴について確認します。

レスピマット®（図1）[1]

- ■カートリッジの挿入が最も難しい作業となります。
- ■カートリッジを挿入してから3カ月間は使用可能です。
- ■自分の吸う力で吸入が可能です。吸う力を最も必要としません（1分間の吸気流速が15L以上あれば吸入可能）。

〈吸い方のポイント〉
- ■息をゆっくりと吸いながら噴霧ボタンを押し，ゆっくりと息を吸い込みます。10秒ほど，苦しくない程度の間息を止めます。

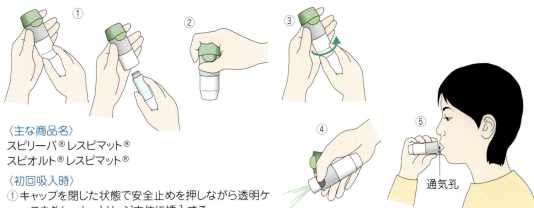

〈主な商品名〉
スピリーバ®レスピマット®
スピオルト®レスピマット®

〈初回吸入時〉
① キャップを閉じた状態で安全止めを押しながら透明ケースを外し，カートリッジ本体に挿入する
② 硬い机の上などでカートリッジを垂直にしてカチッと音がするまでゆっくり押し込み，透明ケースを戻す
③ キャップを閉じた垂直の状態で透明ケースをカチッと音がするまで矢印の方向に180度回転させ，キャップを開ける
④ 下に向けて噴霧ボタンを押す（その後③，④を3回繰り返す）➡ 難しければ薬局でやってもらいましょう

〈吸入方法〉
⑤ ③を行い，息を吐いてから通気孔を塞がないように吸入口をくわえ，ゆっくり深く吸い込みながら噴霧ボタンを押す
⑥ 吸入口から口を離して5〜10秒間息を止め，ゆっくりと息を吐く
⑦ 1回2吸入のため③⑤⑥を繰り返す

図1 レスピマット®の吸入方法　　　　　　　　　　　　　　　　　（文献1，p137より転載）

〈注意〉
- カートリッジを挿入する前準備での失敗が多いデバイスです。必要に応じて，カートリッジをセットしてお渡しするとよいでしょう。

吸入カプセル＋ブリーズヘラー®（図2）[1]

- 吸う力はあまり必要ありません。逆に，強く吸いすぎると吸入器の内側の壁面にカプセルがくっついてしまうことがあります。
- 吸ったときにカプセルが回るカラカラという音がするので，吸っていることを音で確認することができます。
- 寝た状態でも吸うことができます。
- 1度で吸いきれずに薬剤が残っていても，何度も吸うことができるので，自分の吸う力に合わせて吸うことができます。
- カプセル中の薬剤がすべてなくなっていることで，吸えたことを目視で確認することができます。

〈吸い方のポイント〉
- 無理せず自分が吸える力で，細く，長く，麺をすするように吸うことです。

〈注意〉
- アルミシートを剥がしてカプセルを取り出すことがやや難しいので，指先を使った細か

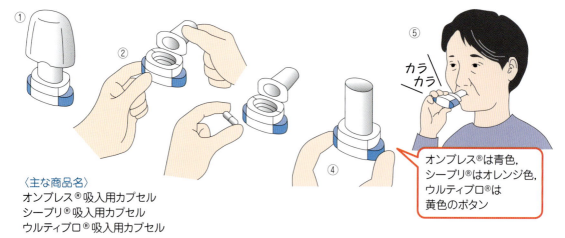

〈主な商品名〉
オンブレス®吸入用カプセル
シーブリ®吸入用カプセル
ウルティブロ®吸入用カプセル

〈吸入方法〉
① 容器の下部を持ってキャップを外す
② 吸入口を押し倒して充填部にカプセルをセットする
③ 吸入口をカチッと音がするまで戻す
④ 両側のボタンをカチッと音がするまで同時に押してカプセルに穴を開ける
⑤ 吸入口に息を吹きかけないように息を吐いてから吸入口をくわえ, カプセルがカラカラと音がする速さで吸い込む

図2　ブリーズヘラー®の吸入方法　　　　　　　　　　　　　　　　（文献1, p138より転載）

い作業が難しい高齢者の方には, カプセルの取り出しができるかどうかの確認が必要です。アルミシートが剥がしづらい場合は, アルミシートの1カプセル分を切り離したほうがカプセルを取り出しやすいでしょう。

ディスカス®（図3）[1]

- 1回で吸えないときには, 複数回吸うことができます。
- 吸った感覚がつかみにくく, 不安になることがあります。
- 吸入口を下へ向けて粉が出てこなければ, きちんと吸えています。濃い色の布などを下に敷いておくと, 目視で確認ができます。
- 薬剤の充填が2ステップとなります。

〈吸い方のポイント〉
- 無理せず自分の吸える力でゆっくりと吸うことです。

〈注意〉
- 吸えたかどうかがわかりづらいので, 吸入後に吸入口を下に向けて粉が出てこないか確認したほうがよいでしょう。

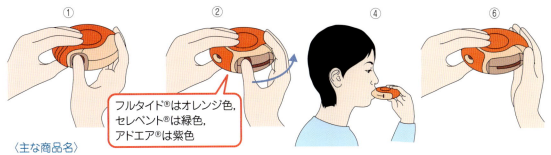

〈主な商品名〉
フルタイド®ディスカス®
セレベント®ディスカス®
アドエア®ディスカス®

〈吸入方法〉
①吸入口を自分のほうに向けて吸入器を水平にして持ち，右手でカバーグリップを回して開ける
②右手でレバーをグリップのほうにカチッと音がするまで押し込む
③吸入器を水平にしたまま，吸入器に息がかからないように息を軽く吐く
④吸入口をくわえ，速く深く吸い込む
⑤吸入口から口を離して5秒間息を止め，ゆっくりと息を吐く
⑥吸入が終わったらカチッと音がするまでグリップを戻す

図3 ディスカス®の吸入方法　　　　　　　　　　　　　　　　　（文献1，p134より転載）

エリプタ®（図4）[1]

- ディスカス®の改良形です。カウンターの文字が大きく，見やすくなっています。
- エリプタ®は薬剤の充填が1ステップでできますが，誤ってカバーを開けてしまうと1回分の薬剤が無駄になってしまうので注意が必要です。
- カバーを開けるのにやや力が必要なため，開けづらいときには，机の上に置いてカバーを押し下げるようにして開けます。
- ストローで液体を飲めるくらいの吸う力があれば吸入に問題はありませんが，ディスカス®よりはやや吸う力が必要となります。

〈吸い方のポイント〉
- ハーモニカを吹くときのように吸入口を少し押し付けるようにして吸うことです。

〈注意〉
- カバーはカチッと音がするまで開けます。開閉にやや力がいるので工夫を要することがあります。

ジェヌエア®（図5）[1]

- 勢いよく吸うことが大切です。
- きちんと吸えると，吸入口の窓が緑から赤に変わります。吸えていることを目視で確認することができます。

〈吸い方のポイント〉
- 吸入口をしっかりと隙間なくくわえ，そばをすするようにスッと勢いよく吸うことです。

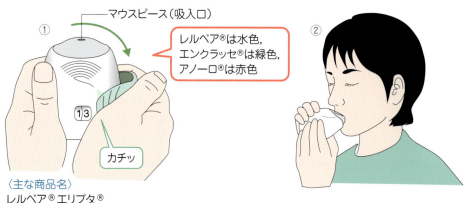

〈主な商品名〉
レルベア®エリプタ®
エンクラッセ®エリプタ®
アノーロ®エリプタ®

〈吸入方法〉
①カバーを「カチッ」と音がするまで開ける（少し硬いので注意）
②息を吐き出してから，吸入口をくわえ速く深く息を吸い込む
③吸入口から口を離して5秒間息を止め，ゆっくりと息を吐く

図4 エリプタ®の吸入方法　　　　　　　　　　　　　　　　　　　　（文献1，p139より転載）

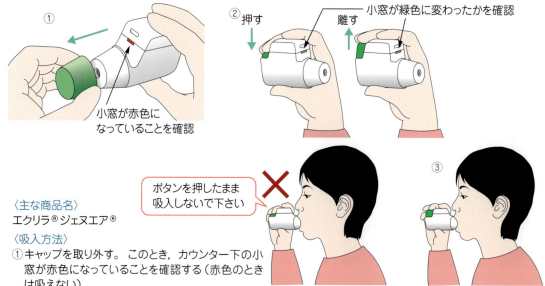

〈主な商品名〉
エクリラ®ジェヌエア®

〈吸入方法〉
①キャップを取り外す．このとき，カウンター下の小窓が赤色になっていることを確認する（赤色のときは吸えない）
②ボタンを押して，離す．このとき，カウンター下の小窓が緑色に変わっていることを確認する
③軽く息を吐いた後，水平に口にくわえて速く深く吸い込む．このとき，カチッという音とともにカウンター下の小窓が緑色から赤色に変わるのを確認する
④吸入口から口を離して5秒間息を止め，ゆっくりと息を吐く

図5 ジェヌエア®の吸入方法　　　　　　　　　　　　　　　　　　　（文献1，p139より転載）

〈注意〉
- 吸入口の窓の色が緑のままでは吸入ができていません．窓の色が赤に変わったことを確認することが必要です．

タービュヘイラー®（図6）[1]

- 回転グリップを握って吸入します．本体を握ると空気孔を塞いでしまうことがあります．
- 振ると音がしますが，乾燥剤の音です．
- クルッ，カチッと何回セットしても，薬剤は1回分しかセットできない仕組みになっています．

〈吸い方のポイント〉

- 右へクルッ，左へカチッ，息を吐いてから，スーッと深く勢いよく吸うようにします．

〈注意〉

- 薬剤を吸った感覚がつかみにくく，また吸えたかどうかを目視で確認することができません．勢いよく吸えることが重要となります．

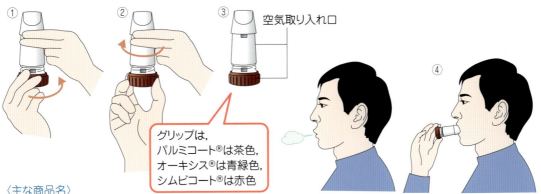

〈主な商品名〉
パルミコート®タービュヘイラー®
オーキシス®タービュヘイラー®
シムビコート®タービュヘイラー®

〈吸入方法〉
①キャップを外し，吸入器を垂直に立てた状態で回転グリップを右手で止まるまで右回転に回す
②次に左回転にカチッと音がするまで戻す
③グリップを持ち，吸入口に息を吹きかけないように息を吐く
④吸入口をくわえ，速く深く吸い込む
⑤吸入口から口を離して，ゆっくり吐き出す
※タービュヘイラーは息止めが必要ありませんが，息を止めても別に問題ないので"息は止めるもの"と覚えてしまうほうがベター

図6 タービュヘイラー®の吸入方法　　　　　　　　　　　　　　（文献1，p135より転載）

2 デバイスの特徴のまとめ

■それぞれのデバイスの特徴を**表1**にまとめました。

表1 各デバイスの特徴

	レスピマット®	ブリーズヘラー®	ディスカス®	エリプタ®	ジェヌエア®	タービュヘイラー®
薬剤の剤形	ソフトミスト	ドライパウダー	ドライパウダー	ドライパウダー	ドライパウダー	ドライパウダー
噴霧回数*	(28)・60	―	28・60	(7)・14・30	30・60	30・60
用法	1日1回	1日1回	1日2回	1日1回	1日2回	1日2回
吸い方のポイント	ゆっくりと自分の吸う力で	ゆっくりと自分の吸う力で	ゆっくりと強く深く吸い込む	ゆっくりと思いきり深く吸い込む	勢いよく深く吸い込む	勢いよく深く吸い込む
	―	何度でも吸える	何度でも吸える	何度でも吸える	―	何度でも吸える
	ゆっくりと息を吸い込む	細く,長く,そばをすするように	無理せず自分の吸える力でゆっくりと	ハーモニカを吹くときのように吸入口を少し押し付ける	そばをすするように勢いよく	クルッ,カチッ勢いよくスーッ
吸えたかどうかの目視確認	×	○	○	×	○	×
		吸入するとき,カプセルがカラカラと音がする。吸入後にカプセルが空になっていたら吸入できている	吸入した後,カバーを閉じる前に吸入口の先をテーブルの上にトントンと叩いて,薬が出てこなければ正しく吸入できている		吸入口の窓が緑から赤に変わると正しく吸入できている	

＊噴霧回数については薬剤によって異なる

指導のポイント

■高齢者の方は特に,初めて見るデバイスを前にしたとき,自分にできるだろうか,と不安そうにされることもあります。たとえば,ディスカス®のカバーを「カチリ」と音がするまで開ける,さらにレバーを「カチリ」と音がするまで回す,タービュヘイラー®の回転グリップをまずクルッと右に回す,次にカチッと左に回す,といったような2段階の動作が必要な場合,そのひとつひとつを体で覚えてもらうことが必要です。

■また高齢者の方に吸入指導をするとき,目の前で実際に吸ってもらうと,「息を吸って下さい」と声掛けをしても,どうしても息を吐いてしまう方がいます。緊張すると「吸う」「吐く」といった自然な動作ができなくなってしまうことがあります。そのため,何よりリラックスして頂くこと,ゆっくりとした口調で説明することが重要です。そして,「スッとおそばをすするように」「ゆっくりと自分の吸える力で」など,具体的な吸入方法を説明すると有効です。

- 1回の吸入指導で患者さんが理解できていないと思った場合は，ご自宅が薬局の近くなら慣れるまで毎日来て頂き，吸入に自信が持てるまで体で覚えて頂くこともあります。このような吸入指導については，適宜薬局と連携して進めていくとよいでしょう。

指導での重要な点

- 何よりしっかりと吸入すること，毎日きちんと吸入することが大切です。吸入できているか目視で確認できる場合は，必ず患者さんに目視で確認してもらうようにします。ご家族の協力が可能な場合は，必要に応じてきちんと吸入できているかを確認してもらうとよいでしょう。また，デバイスの使いづらさなどがないかも確認する必要があります。

文献

1）倉原 優：jmedmook45 あなたも名医！成人吸入薬のすべて．日本医事新報社，2016.

（菊地真実）

1章 COPDの外来治療——C：非吸入療法の実際

C1 テオフィリンやツロブテロール，去痰薬の使い方を教えて下さい

POINT

▶ テオフィリンはLAMA／LABAで呼吸機能の改善効果がない場合に使用するのが妥当です。特に，アドヒアランス不良の高齢者では使いやすいですが，血中濃度に注意が必要です。

▶ ツロブテロールは吸入薬に比べて気管支拡張効果は劣りますが，アドヒアランスの面で有利です。夜間症状の改善やQOL改善に優れている可能性があります。

▶ 去痰薬はQOLを改善させる効果が期待でき，それぞれの特徴に応じて使い分けます。ムコダイン®は増悪予防のエビデンスがあり，COPDで比較的よく使われています。

▶ 内科的治療を行ってもコントロールが難しい場合は肺容量減量手術（LVRS）や，より低侵襲な気管支鏡的肺容量減量術（BLVR）が期待されていますが，患者選択や有害事象についてさらなる検討が必要です。

1 テオフィリン・アミノフィリンのCOPD診療における役割

■ テオフィリン・アミノフィリンは喘息・COPDの両方に使用できる薬剤です。テオフィリンの内服は長期管理薬として，アミノフィリンの点滴は増悪時の症状改善に用いられています。

■ テオフィリンの導入基準に明確な答えはありませんが，LAMA／LABAで呼吸機能の改善効果が乏しい際に使用するというタイミングが妥当と考えられます。

■ 喘息とCOPDのオーバーラップ（ACO）の場合はLAMA／LABAで効果不十分の際に吸入ステロイド（ICS）の追加を考慮しますが，COPD単独ではテオフィリンのほうがICSよりも位置づけが高くなっています[1]。

■ アドヒアランスの点では錠剤の内服は有利です。吸入薬のアドヒアランスが低い高齢者では導入を検討することもあります。

■ アミノフィリンはCOPDに対して呼吸筋の収縮力を高めるとされており，COPD増悪時に短時間作用性気管支拡張薬や全身性ステロイドであまり効果がなかった際には使用を考慮してもよいかもしれませんが，推奨はされておらず使用の機会は少なくなっています。

2　テオフィリンの作用機序

- テオフィリンはホスホジエステラーゼ阻害作用によって気管支拡張作用をもたらすと言われていますが，最近では抗炎症作用も注目されています。ヒストン脱アセチル化酵素（HDAC）を活性化し，ヒストンからDNAをほどけにくくすることで炎症性サイトカインの産生を抑制し，抗炎症効果を発揮します（図1）[2]。

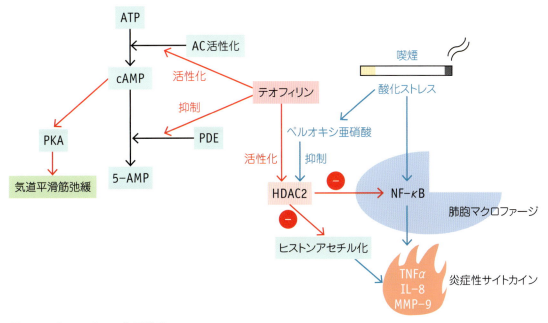

図1　テオフィリンの作用機序
テオフィリンは，喫煙者で活性化が低下しているHDAC2を活性化し，炎症性サイトカインの産生を抑制する

- 低用量のテオフィリンはCOPDの気道炎症や酸化ストレスを低下させると言われており[3〜5]，ステロイドの増強作用も期待されています。ICS単独とICS＋低用量テオフィリンを比較すると，後者ではHDAC活性の有意な上昇と炎症性サイトカイン産生の抑制が認められています[6]。

3　テオフィリン・アミノフィリンのエビデンス

- メタアナリシスにおいて，テオフィリンはCOPD患者に対する呼吸機能・動脈血酸素飽和度の改善，6分間歩行距離の延長といった効果が報告されています[7〜9]。
- FEV_1の改善効果は吸入の気管支拡張薬に比べて弱いですが，サルメテロールを併用した際の気管支拡張作用の上乗せ効果が報告されています[10, 11]。
- COPD増悪抑制効果も報告されていますが[12]，サルメテロール・フルチカゾン使用下での効果は否定的です[13]。

■アミノフィリン点滴のCOPD増悪時における使用については，コクランレビューのメタアナリシスでは推奨されないと結論づけられています[14]。

4　テオフィリンの使い方と注意点

■血中濃度が急激に増加することもあるため，低用量から始めるほうが安全です。気管支拡張効果・抗炎症効果を狙った至適濃度にするために徐放製剤が有効ですが，分2～3の製剤もあり，血中濃度をみながら調整することも可能です。

> **処方例**
> 200mg／日で開始し，副作用・血中濃度が問題なければ400mg／日に増量
> - （徐放薬）ユニフィル®LA 200mg 1錠 分1～400mg 1錠 分1
> - テオドール®100mg 2錠 分2～200mg 2錠 分2
> - テオロング®100mg 3錠 分3

■テオフィリンを使用する際に重要なことは，副作用回避のために血中濃度モニタリングを行うことです。テオフィリンの有効血中濃度は5～15μg／mLですが，20μg／mLを超えると様々な副作用が出現してきます。最初に悪心・嘔吐などの消化器症状が出現し，さらに上昇すると頻脈や不整脈を生じます。痙攣や心室性不整脈によって致死的になることもあります。

■高齢者・フルオロキノロン内服者・肥満の患者さんでは血中濃度の上昇に注意しなければなりません。フルオロキノロンのうち，シプロフロキサシンとの併用には特に注意が必要です[15]。そのほかの注意が必要な因子については**表1**に示します。

表1　テオフィリン処方時に注意すべき因子

慎重投与が必要な患者・既往	薬剤併用注意
・高齢者	血中濃度上昇の可能性あり
・発熱のある小児	・エリスロマイシン
・肥満症	・クラリスロマイシン
・うっ血性心不全	・シクロスポリン
・甲状腺機能亢進症	・シメチジン
・てんかん	・フルオロキノロン
・肝障害	・フルコナゾール
・急性腎炎	血中濃度低下の可能性あり
	・フェノバルビタール
	・リファンピシン

■テオフィリン中毒の際は活性炭の投与を試みますが，重症では血液透析も考慮します。

5 ツロブテロールのCOPD診療における役割と使い方

■ ツロブテロールは，全身性副作用の軽減と血中濃度の維持という2つの目的で使用される閉塞性肺疾患の長期管理薬です。

■ アデニル酸シクラーゼを活性化し，cAMPを増加させることで気管支平滑筋を弛緩させます。

■ COPDにおいて，LABAはLAMAの次もしくは併用で考慮します。貼付薬は吸入薬に比べて気管支拡張効果は低いですが[16]，夜間症状やQOL改善に優れている可能性があり[17]，LAMAとの併用で呼吸機能と症状の改善効果が認められています[18]。アドヒアランス不良の患者さんや高齢者において，貼付薬のほうが効果的な場合もあります[19, 20]。

> **処方例**
> ホクナリン®テープ2mg　1日1枚貼付

6 去痰薬のCOPD診療における役割

■ COPDでは慢性的に粘液分泌が亢進し，喀痰の排出が難しく，咳嗽や呼吸困難を生じることがあります。慢性的に痰が多い患者はFEV₁の低下速度が速く，増悪による入院リスクが高いため[21, 22]去痰薬によるコントロールは重要です。

7 去痰薬の使いわけ

■ 代表的な去痰薬には気道分泌促進薬，粘膜潤滑薬，粘液修復薬，粘液溶解薬の4種類があります（**表2**）。

表2 代表的な去痰薬の種類と特性

分類	代表的薬剤	粘稠度低下	喀痰量減少	特性
気道分泌促進薬	ビソルボン®	○		線毛運動・気道分泌を亢進させる
粘膜潤滑薬	ムコソルバン® ムコサール®	○		肺サーファクタントの産生を促進させる
粘液修復薬	ムコダイン® スペリア®		○	粘液の過剰産生を抑える COPD増悪予防のエビデンスあり
粘液溶解薬	ムコフィリン®	○		喀痰の粘稠度を下げる 急性期の切れの悪い喀痰に効果的

気道分泌促進薬

- 線毛運動・気道分泌を亢進させて痰をサラサラにして排出する作用があるため，痰の切れが悪い患者さんに効果があります。
- 使用にあたっては，痰の増加に注意が必要です。吸入薬を気管支拡張薬とともに用いることも多いですが，吸入薬はアスピリン喘息には禁忌です。

> **処方例**
> ・ビソルボン®4mg　3錠 分3
> ・ネブライザー吸入
> 　　ベネトリン®吸入液0.5%　0.3〜0.5mL
> 　　ビソルボン®吸入液0.2%　2mL
> 　　生理食塩水5〜8mL

粘膜潤滑薬

- 肺サーファクタントの産生を促進させ，排痰をスムーズにします。1日1回の徐放薬はアドヒアランスや朝のスムーズな排痰（夜内服）に有効です。

> **処方例**
> ・ムコソルバン®15mg　3錠 分3
> ・ムコソルバン®L45mg　1錠 夕食後あるいは眠前

粘液修復薬

- 粘液の過剰産生を抑え，気道分泌機能を修復して正常に近づける作用があります。
- COPD増悪予防のエビデンスがあります[23]。

> **処方例**
> ・ムコダイン®500mg　3錠 分3
> ・スペリア®200mg　6錠 分3

粘液溶解薬

- 喀痰の粘稠度を低下させて排痰を容易にします。喀出しにくい痰の場合はネブライザーで使用すると効果が得られる場合もあります（わが国では錠剤が使用できないため，ネブライザー吸入が一般的です）。
- 喀痰量を増加させることがあるため，喀痰量の多い患者や自己排痰が難しい患者では注意が必要です。

> **処方例**
> ・ネブライザー吸入
>   ベネトリン®吸入液0.5%　0.3〜0.5mL
>   ムコフィリン®吸入液 20%　1包
>   生理食塩水5〜8mL

■ 上記去痰薬の併用についてのエビデンスはありませんが，粘稠度の高い喀痰に対してムコフィリン®やビソルボン®でサラサラにした後に，喀出を促す作用の高いムコダイン®などの去痰薬を併用するといった戦略は効果的かもしれません。

8　去痰薬のエビデンス

■ ムコダイン®のPEACE試験が有名です。　これは前向き介入試験で増悪歴のあるCOPD患者において，年間の増悪回数がカルボシステイン群で有意に減少し，QOLを改善しました[24, 25]。追加解析で増悪の再発を減らす効果も示されています[26]。

■ ムコフィリン®での前向き介入試験にBRONCUS試験があります。アセチルシステイン600mg/日投与群において，ICS治療を受けていない患者群では増悪を抑制する効果があり，残気量の軽減もみられました[27]。高用量で使用すれば増悪を減らせる可能性があることも示唆されています[28]。メタアナリシスやレビューにおいて，増悪・シックデイの回数の減少，過膨張の減少，QOLの向上といった効果が示されています[29, 30]。

9　奥の手として期待されるロフルミラスト

■ ロフルミラストは経口ホスホジエステラーゼ4阻害薬で，気道炎症抑制作用があります。欧米では重症のCOPD患者さんに対して承認されていますが，わが国では未承認です。

■ 呼吸機能の改善と増悪の減少をもたらすとされています[31~33]。重症COPDに対して，トリプル吸入療法＋ロフルミラストがCOPD増悪を抑制するという報告もあります[34]。特に，過去に何度も増悪を起こした患者さんには有効です。

■ 下痢や体重減少などの副作用には注意が必要です。　症状やQOLの改善は限定的であり，奥の手として位置づけられています。

10 COPDにおける肺容量減量手術（LVRS）

- 内科的治療を十分に行っても呼吸困難で日常生活に支障をきたす重症のCOPD症例に対しては，肺移植あるいは肺容量減量手術（lung volume reduction surgery；LVRS）が考慮されます。特に，上葉型の患者さんにおいて，生存期間が延長することが報告されています[35]。また，るい痩患者さんの体重増加が期待できる可能性もあります[36]。
- ただし，高度の手術侵襲を伴うため限定された治療となっています[37~40]。

11 気管支鏡的肺容量減量術（BLVR）の可能性

- 気管支鏡的肺容量減量術（bronchoscopic lung volume reduction；BLVR）は，LVRSに比べて低侵襲のため期待されており[41]，現時点では一方向弁および形状記憶型コイルによる臨床研究が数多く報告されています。
- 一方向弁によるBLVRでは，治療対象として肺葉に向かう側副換気がない症例を選択し，気流を完全に遮断して留置することが重要です。68例の報告では，6カ月後のFEV$_1$，6分間歩行距離の有意な改善を認めています[42]。
- 形状記憶型コイルによるBLVRは側副換気に影響を受けません。メタアナリシスでは肺過膨張を伴うCOPDに対し肺機能，運動耐容能，QOLを有意に改善し，有害事象も比較的軽度と報告され[43]，最近の2つのRCTでも良好な効果が示されています[44, 45]。しかし臨床導入に関しては，患者選択基準や有害事象などについてさらなる検討が必要です。

文 献

1) 日本呼吸器学会COPDガイドライン第5版作成委員会：COPD（慢性閉塞性肺疾患）診断と治療のためのガイドライン2018. 第5版. メディカルレビュー社, 2018.
2) Barnes PJ, et al：Eur Respir J. 2005；25(3)：552-63.
3) Culpitt SV, et al：Am J Respir Crit Care Med. 2002；165(10)：1371-6.
4) Kobayashi M, et al：Respirology. 2004；9(2)：249-54.
5) Hirano T, et al：Thorax. 2006；61(9)：761-6.
6) Ford PA, et al：Chest. 2010；137(6)：1338-44.
7) Molfino NA, et al：Int J Chron Obstruct Pulmon Dis. 2006；1(3)：261-6.
8) Wang CH, et al：Zhonghua Yi Xue Za Zhi. 2010；90(8)：540-6.
9) Ram FS, et al：Cochrane Database Syst Rev. 2002；(4)：CD003902.
10) ZuWallack RL, et al：Chest. 2001；119(6)：1661-70.
11) Zacarias EC, et al：J Bras Pneumol. 2007；33(2)：152-60.
12) Zhou Y, et al：Respirology. 2006；11(5)：603-10.
13) Cosio BG, et al：Chest. 2016；150(1)：123-30.
14) Barr RG, et al：Cochrane Database Syst Rev. 2003；(2)：CD002168.
15) Antoniou T, et al：Eur J Clin Pharmacol. 2011；67(5)：521-6.
16) Yamagata T, et al：Pulm Pharmacol Ther. 2008；21(1)：160-5.
17) Fukuchi Y, et al：Treat Respir Med. 2005；4(6)：447-55.

18）Ichinose M, et al：Respir Med. 2010；104(2)：267-74.

19）Mochizuki H, et al：Geriatri Gerontol Int. 2013；13(2)：398-404.

20）宮本昭正, 他：臨医薬. 1995；11(4)：761-82.

21）Vestbo J, et al：Am J Respir Crit Care Med. 1996；153(5)：1530-5.

22）Decramer M, et al：Eur Respir Rev. 2010；19(116)：134-40.

23）Barnes PJ, et al：Eur Respir J. 2005；25(3)：552-63.

24）Zheng JP, et al：Lancet. 2008；371(9629)：2013-8.

25）福地義之助, 他：呼吸. 2007；26(10)：955-63.

26）Mohapatra PR, et al：Lancet. 2008；372(9650)：1630-1；author reply 1631-2.

27）Decramer M, et al：Lancet. 2005；365(9470)：1552-60.

28）Shen Y, et al：COPD. 2014；11(3)：351-8.

29）Poole PJ, et al：BMJ. 2001；322(7297)：1271-4.

30）Decramer M, et al：Eur Respir Rev. 2010；19(116)：134-40.

31）Chong J, et al：Cochrane Database Syst Rev. 2017；9：CD002309.

32）Martinez FJ, et al：Lancet. 2015；385(9971)：857-66.

33）Zheng J, et al：Chest. 2014；145(1)：44-52.

34）Muñoz-Esquerre M, et al：Pulm Pharmacol Ther. 2015；30：16-21.

35）Fishman A, et al：N Engl J Med. 2003；348(21)：2059-73.

36）Kim V, et al：Am J Respir Crit Care Med. 2012；186(11)：1109-16.

37）Criner GJ, et al：Chest. 2015；147(4)：883-93.

38）McNulty W, et al：BMJ Open Respir Res. 2014；1(1)：e000023.

39）van Agteren JE, et al：Cochrane Database Syst Rev. 2016；10：CD001001.

40）Huang W, et al：J Cardiothorac Surg. 2011；6：148.

41）Mineshita M, et al：Respirology. 2014；19：1126-37.

42）Klooster K, et al：N Engl J Med. 2015；373(24)：2325-35.

43）Slebos DJ, et al：Respiration. 2015；90(2)：136-45.

44）Deslée G, et al：JAMA. 2016；315(2)：175-84.

45）Sciurba FC, et al：JAMA. 2016；315(20)：2178-89.

（片山加奈子）

1章　COPDの外来治療——C：非吸入療法の実際

C2 マクロライド系抗菌薬の効果は？長く続けてよいですか？

> **POINT**
> ▶ マクロライド系抗菌薬は抗菌作用とは別に炎症反応を抑制することが知られています。
> ▶ マクロライド系抗菌薬のうち，アジスロマイシンに関してはいくつかの長期介入観察研究でCOPD患者さんの急性増悪を抑えることが示されていますが，喫煙をしていないCOPD患者さんで，高齢者（65歳以上），COPDの病期が初期にあることは効果に良い影響を与えるかもしれません。
> ▶ 国内ではクラリスロマイシンが頻用されていますが，アジスロマイシンと異なり，クラリスロマイシンがどのような影響を与えるか，ということに答えられる長期介入臨床試験はありません。
> ▶ アジスロマイシンとクラリスロマイシンは心血管死亡の増加リスクがあることが近年，大きなコホート研究で示されています。

1　マクロライド系抗菌薬とはどのような抗菌薬か

- マクロライド系抗菌薬はフィリピンの土壌から分離された放線菌である*Saccharopolyspora erythraea*が産生する物質，エリスロマイシンがプロトタイプで，1つの大きなラクトン環に1～2個のデオキシ糖が結合した非常に大きな共通構造を持っているのが特徴です（図1）。

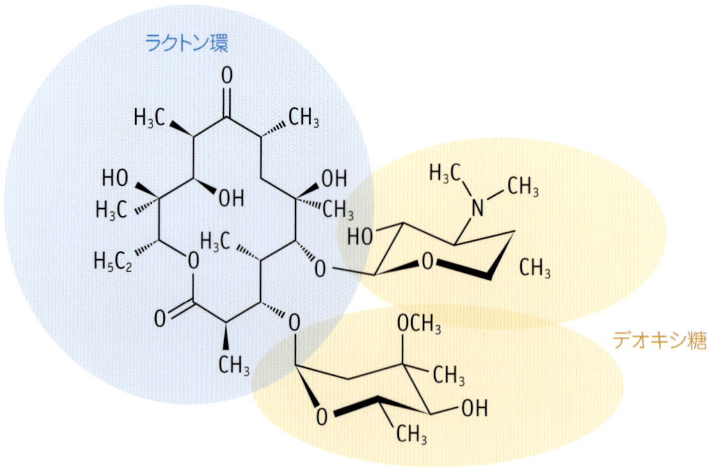

図1　マクロライド系抗菌薬の構造

- ラクトン環の形態により14員環（エリスロマイシン，クラリスロマイシンなど），15員環（アジスロマイシン），16員環（ジョサマイシンなど）があります。
- 本来は肺炎球菌を含めたグラム陽性球菌とリケッチア，クラミジア（クラミドフィラ），レジオネラなどの細胞内寄生菌，細胞壁を持たないマイコプラズマ，非結核性抗酸菌に対して抗菌活性を有していましたが，国内の肺炎球菌は現在，そのほとんどが耐性化しており，B群溶連菌などのレンサ球菌も耐性化が進んでいます。
- 比較的副作用がなく処方しやすい薬剤ですが，消化管症状（下痢），QT延長に伴う不整脈がよく知られています。また，多くのマクロライド系抗菌薬が肝臓のチトクロームP450を介して代謝されるため，同じ経路で代謝される薬剤に何らかの影響を及ぼします。たとえば，テオフィリン（テオフィリンの血中濃度上昇），カルシウム拮抗薬（血中濃度が上昇し，過度な低血圧発症の危険性），抗痙攣薬のバルプロ酸，カルバマゼピンの代謝に影響するため，併用する際は注意が必要です。

2 過去に報告されたCOPD患者に対する介入試験

- 米国では2006年から2009年にかけてアジスロマイシンがCOPDの急性増悪を抑制できるかどうか，1,100症例あまりのCOPD患者を対象にランダム化二重盲検プラセボ対照単施設研究が行われました（図2）[1]。アジスロマイシン（250mg/日）の内服は570例，プラセボ投薬は572例の1年間の観察研究です。それによると，観察期間中に

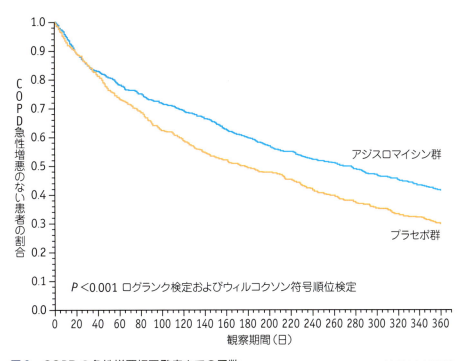

図2 COPDの急性増悪初回発症までの日数　　　　　（文献1より改変）

おけるCOPDの初回急性増悪の期間中央値はアジスロマイシン群で266日（95％CI 227〜313），プラセボ群では174日（95％CI 143〜215）でした。また，COPD増悪の頻度はアジスロマイシン群で年間1.48回，プラセボ群で1.83回（$P < 0.001$），アジスロマイシン投与における急性増悪の発生に関するハザード比は0.73（95％CI 0.63〜0.84，$P < 0.001$）と有意な低下傾向を示すことがわかりました。アジスロマイシンがCOPDの急性増悪を抑制するかどうかのNNT（number needed to treat）は2.86と計算されます。

■ この研究ではさらに，St. George呼吸器質問票によるスコアリングも行っており，スコアの改善はアジスロマイシン群のほうがプラセボ群より高かったこともわかりました（$P = 0.004$）。聴力低下がアジスロマイシン群で多く認められ（25％，プラセボ群では20％），また口腔内常在菌の薬剤感受性のパターンはアジスロマイシン群で若干の変化を認めましたが，臨床でどれくらいのインパクトがあるかは不明としています。

■ オランダにおいて2010年から約3年間，過去1年間で3回以上の急性増悪を起こした患者を対象として，アジスロマイシンが急性増悪を抑制するか否かのランダム化二重盲検プラセボ対照単施設研究[2]（n＝92）が行われました。1日500mgのアジスロマイシン（n＝47）かプラセボ（n＝45）を，週3回12カ月の間投与した結果，1人あたりの年間の急性増悪率（非補正）は，アジスロマイシン群で1.94（95％CI 1.50〜2.52），プラセボ群で3.22（95％CI 2.62〜3.97）であり，補正後，アジスロマイシン群はプラセボ群と比較して急性増悪の頻度を有意に減少させる結果となりました（0.58，95％CI 0.42〜0.79；$P = 0.001$）。

3　予防投与を行うべき患者さんとは？

■ 2013年にCochraneからCOPDに対する予防抗菌薬についてのsystematic reviewが出ており[3]，それによると確かにマクロライドの予防投与はCOPD急性増悪を予防できると報告しています。ただし，2013年時点での臨床研究の母集団が比較的高齢者（年齢中央値66歳）に偏っていたことや，酸素吸入などを要する中等度以上の進行症例であったことなどが指摘されており，すべてのCOPD患者に適応できるかどうかはわからないとしています。

■ 2014年には，米国で同じようにCOPD患者におけるアジスロマイシンの急性増悪抑制効果の有無に関して，過去1年間でステロイドもしくは酸素吸入を要し，かつ救急受診歴がある，ないしは急性増悪による入院患者，総計1,100人あまりを対象としたランダム化二重盲検プラセボ対照多施設研究が行われました。また，この研究ではCOPD患者のうち，どのようなサブグループがマクロライドの長期投与で恩恵を受けるかどうかの解析がCox比例ハザードモデルを用いて同時に行われています[4]。これによると，

アジスロマイシン群は全体として急性増悪が抑制されましたが，サブ解析として性別，慢性気管支炎の存在，吸入療法の実施・非実施，酸素吸入療法の有無は，アジスロマイシンの効果には寄与しないことが示されました．ところが高齢者（65歳以上）であることと，比較的初期の段階の病期であるCOPDではその効果はさらに増強されるかもしれないこと，そしてそれでも喫煙を続けるCOPD患者には効果がないことも示されています．

4　予防投与のデメリットとはどのようなものか

- 現時点ではすべての患者さんに一様に予防投与のメリットがあるのでは，と思われてしまいますが，これらの観察研究は1年間であり，それ以上の予防投与でどうなるかについてはまったく不明です．
- すべての研究はアジスロマイシンで行われたものであり，国内で頻用される14員環のエリスロマイシンやクラリスロマイシンではどうなるかについては不明です．
- ところが，2013年に英国で2009年から2011年のCOPD患者のデータセット，2005年から2009年の肺炎患者のデータセットを統合して，14員環のクラリスロマイシン投与による心疾患イベントの発生に関して解析が行われています[5]．それによると，多変量調節を行った解析ではCOPD患者におけるクラリスロマイシンの服用群は心疾患イベント発生率がハザード比1.50（95% CI 1.13〜1.97），虚血性心疾患が1.67（95% CI 1.04〜2.68）であり（図3）[5]，全死亡率は有意差がないものの，心疾患による死亡率はCOPD患者でハザード比1.52（95% CI 1.02〜2.26）と上昇していることがわかり

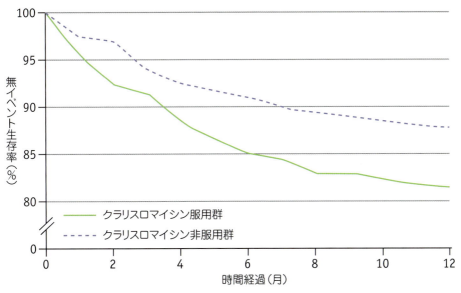

図3　クラリスロマイシン投与の有無における心疾患イベント発生　　　　（文献5より改変）

ました。またこの研究では，クラリスロマイシン以外の抗菌薬の服用群との比較解析も行われており，これによると心疾患イベント発生には寄与しないこともわかりました。

■ アジスロマイシンに関しても2012年に米国のテネシー州でのコホート研究が行われており，アジスロマイシン投与群とそれ以外の抗菌薬，抗菌薬無投与群で傾向スコアを用いた解析が行われています（図4）[6]。それによると，アジスロマイシンの5日間の投薬で心疾患イベントによる死亡のハザード比は2.88（95% CI 1.79～4.63）になるとし，心疾患のみならず全死亡も増加するとしています（ハザード比2.02，95% CI 1.24～3.30）。これは100万人のうち47人の新規心疾患イベント発生による死亡の増加となるようです。また，10日間のアジスロマイシンの投薬で，さらにこの心疾患イベント発生による死亡数が増えるということもわかりました。

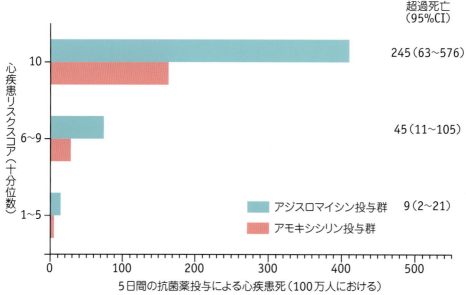

図4　アジスロマイシン投与期間と心疾患イベント発生による死亡患者数の見積もり
（文献6より改変）

■ 意外にも海外の報告で問題視されていないのが，口腔内常在菌叢におけるマクロライド耐性です。確かに，マクロライドの耐性化につながるという報告はありますが[1]，臨床的なインパクトがどうなるかということはよくわかっていません。

■ マクロライドは非結核性抗酸菌の治療の重要な一翼を担っていますが，これに関してもやはり，マクロライドの予防投与が臨床的にどのような影響を及ぼすかはわかっていません。

文 献

1）Albert RK, et al：N Engl J Med. 2011；365(8)：689-98.
2）Uzun S, et al：Lancet Respir Med. 2014；2(5)：361-8.
3）Herath SC, et al：Cochrane Database Syst Rev. 2013；(11)：CD009764.
4）Han MK, et al：Am J Respir Crit Care Med. 2014；189(12)：1503-8.
5）Schembri S, et al：BMJ. 2013；346：f1235.
6）Ray WA, et al：N Engl J Med. 2012；366(20)：1881-90.

（根井貴仁）

2章　COPDとリハビリテーション

どのような患者さんに対して，どういったリハビリテーションを行うのですか？

POINT

▶ 呼吸リハビリテーションの開始は悪くなってからではなく，増悪を繰り返さないように予防的観点から薬物療法と併せて速やかに導入されるべきです。

▶ 増悪入院を繰り返さず，身体活動性を良く保ち，安定した日常生活を送ることが在宅医療における呼吸リハビリテーションの最も重要な目的です。

▶ 2つの職種が集まれば最小のチーム形態で呼吸リハビリテーションの実施が可能です。それぞれの施設で可能なメンバーでチームを構成しましょう。

▶ 広いスペースやトレーニング機器がなくても，セルフマネジメント教育を重視した呼吸リハビリテーションは可能です。

▶ 息切れと低酸素血症を回避するために，口すぼめ呼吸の習得は必須です。

▶ 患者さんとともに修正Borgスケールで息切れの評価を行い，セルフマネジメントにつなげていきます。

▶ 歩くことは最も身近なトレーニングです。高すぎる目標設定はせず，どれぐらい歩いているのか現状を知ることから始めましょう。

▶ 療養日誌の記録はセルフモニタリングに有効であり，患者さんと一緒にフィードバックをすることで患者さんの問題解決スキルを高め，行動変容につながります。

1　新しい呼吸リハビリテーションの考え方

- わが国では2001年に「呼吸リハビリテーションに関するステートメント」[1]が上梓され，運動療法を中心とした呼吸リハビリテーションの有益性が広く認知されるに至りました。しかしながら呼吸リハビリテーションは，酸素療法導入時の教育目的や，慢性呼吸不全患者さんが急性増悪入院時にベッドサイドでの早期介入などをきっかけに始められることが多かったように思います。
- 近年，呼吸リハビリテーションは機能の回復・維持にとどまらず，身体活動性（daily physical activity）がCOPDの重要な生命予後規定因子であることをふまえて，行動変容や健康増進への介入，予防としてのリハビリテーションなど，新たな概念が導入されつつあります[2]。
- 2018年5月に「呼吸リハビリテーションに関するステートメント」が改訂され，「呼吸リ

ハビリテーションとは，呼吸器に関連した病気を持つ患者が，可能な限り疾患の進行を予防あるいは健康状態を回復・維持するため，医療者と協働的なパートナーシップのもとに疾患を自身で管理して，自立できるよう生涯にわたり継続して支援していくための個別化された包括的介入である」と定義づけられました[2]。

■このステートメントでは患者さんが増悪を繰り返すことなく，安定した状態で過ごしていくことを目標としています。また，医療者と協働しながら，患者さんが自身で疾患を管理していくことが求められており，患者さんの自立のためのセルフマネジメント教育が重要視されています。

■『COPD（慢性閉塞性肺疾患）診断と治療のためのガイドライン2018』[3]でも，薬物療法と同時に併用する非薬物療法として位置づけられています。呼吸リハビリテーションの開始は悪くなってからではなく，増悪を繰り返さないように薬物療法と併せて速やかに導入されるべきです。

2 在宅医療における呼吸リハビリテーションの目的と効果

■COPDは，繰り返す増悪入院によって生存率が有意に低下することが報告されています[4]。また，COPDにおける身体活動性の低下は廃用性変化をきたして全身性炎症に影響し，全身状態の悪化をまねくことから重要な生命予後規定因子でもあります[5]。COPD患者さんが増悪入院を繰り返さないことは患者さんのQOLや予後を左右する重要な因子であり，身体活動性を低下させずに安定した日常生活を送ることが，在宅医療における呼吸リハビリテーションの最も重要な目的と言えます。

■COPD患者さんの呼吸リハビリテーションの効果について，GOLD 2017は，運動能力の改善や呼吸困難の軽減，健康関連QOLの改善だけではなく，入院回数と入院日数の減少についてもエビデンスレベルAとしています[6]。

■身体活動性を低下させないためには薬物療法だけでは限界があり，呼吸リハビリテーションと両輪で介入することが肝要です。

3 最小の呼吸リハビリテーションチーム

■呼吸リハビリテーションは原則としてチーム医療で行います。専門の医療スタッフ，あるいは必要に応じて患者さんを支援する家族やボランティアも参加し，患者さんの支援と包括的治療を展開する医療チームが理想ですが（**図1A**）[7]，小規模な施設や在宅医療では，必ずしも多職種で取り組むことができるとは限りません。医師と看護師，医師と理学療法士など，2つの職種が集まれば最小の医療チーム形態での実施が可能ですので

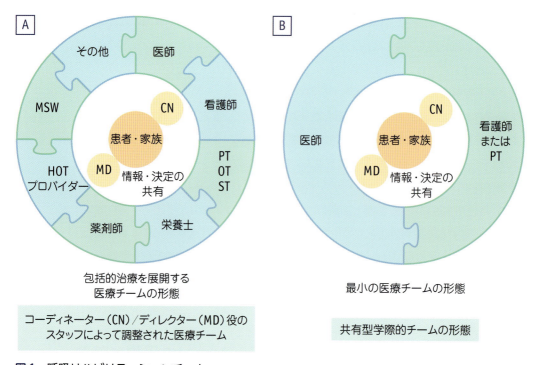

図1 呼吸リハビリテーションチーム
PT：理学療法士　OT：作業療法士　ST：言語聴覚士　MSW：医療ソーシャルワーカー　　　（文献7, p73より転載）

(図1B)[7]，それぞれの施設で可能なメンバーでチームを構成するのが実際的と言えるでしょう。

- ただし，1つの施設で完結することは困難であり，急性期，周術期から回復期，安定期・生活期，さらには緩和期・終末期に至るまで，生涯にわたり継続してシームレスなリハビリテーション医療が受けられるように，地域全体での取り組みは必須です。

4　ベッド1つの呼吸リハビリテーション外来

- 筆者らが展開している呼吸器専門のクリニックでの呼吸リハビリテーション専門外来（週1回半日実施）を紹介します。チームメンバーは呼吸器内科医1名，看護師2名，検査技師1名，薬剤師1名と非常勤の理学療法士1名という構成です。病床を持たないクリニックですから，広いリハビリテーション室やトレーニング機器もなく，ベッドは1つで，歩行状態をみる廊下もありません。
- 主な対象はCOPDですが，そのほかにも気管支喘息，喘息とCOPDのオーバーラップ（ACO），間質性肺炎，特発性肺線維症，気腫合併肺線維症（combined pulmonary fibrosis and emphysema；CPFE），気管支拡張症など多岐にわたります。
- 完全予約制で初回の導入は1時間行い，2回目以降は40分間実施しています。次回の外来受診までのインターバルは，評価に基づいた患者さんの病態，希望や予約状況などに

より2週間〜4カ月程度あけて，少しずつインターバルを延長し最長で半年後，最終ゴールは卒業です。

- 息切れなどの症状のチェックや呼吸同調歩行，自宅で行うストレッチ，日常生活動作（ADL）の指導など，出版された教材や療養日誌（図2）を用いて，セルフマネジメント教育を重視した介入を行います。自分の病態を理解して増悪入院せず，身体活動性を維持することができ，我々の定期介入がなくてもセルフマネジメントが可能になり，患者さん自身および家族が納得した上で卒業となります。

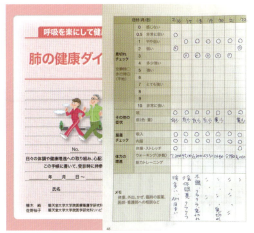 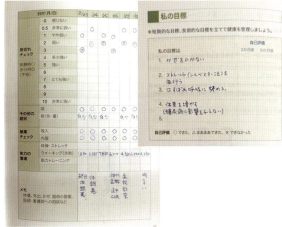

図2 70歳男性（COPD Stage Ⅱ）の療養日誌

- この外来では，できるだけ患者さん家族の同伴での受診をお願いしています。また訪問看護，訪問リハビリテーションサービスを受けている患者さんの場合は担当者の同伴もお願いしています。家族や介護者によるサポートの有無は患者さんのADLの自立度やQOLに影響することが報告されており[8]，サポートや声かけの方法，患者さんの病態や身体活動性，ADL能力などをキーパーソンとなる家族に理解して頂くことは重要です。また，患者さんの生活環境を熟知している在宅医療スタッフと直接話しをしながら具体策を検討することは，地域連携の第一歩だと思います。

5　身体活動性の向上・維持のために

息切れの評価

- 呼吸器疾患患者さんの訴えの多くは息切れであり，息切れは日常生活を制限させる主たる要因です。「荷物を持って歩くと息切れがひどい」「駅の階段を上ったら苦しくて動けなくなった」など訴えは様々です。また，患者さんに息切れの強さについて問診すると，呼吸補助筋群を動員し努力性の呼吸を呈しながら「大丈夫です」と答える方がいます。
- 修正Borgスケール（Borg CR10）（図3）は，0から10の比例的分類尺度で息切れの程

0	感じない
0.5	非常に弱い
1	やや弱い
2	弱い
3	
4	多少強い
5	強い
6	
7	とても強い
8	
9	
10	非常に強い

図3 修正Borgスケール (Borg CR10)
0はまったく息切れのない，調子の良い状態。10は経験したことがないほど，救急車を呼んでほしいぐらい最高に苦しい状態

度を定量的に評価します[7, 9]。しかしながら，息切れを数値で表現するのは難しく，慣れるまでは戸惑うことがあります。「大丈夫」は決して0ではなく，0.5なのか1なのか，患者さん自身が微細な変化に気づくことが大切であり，「0が良くて10が悪い」という感覚を持たせないことは，評価する上で留意する必要があります。修正Borgスケールと併せて，経皮的酸素飽和度(SpO_2)の数値もパルスオキシメータでモニタリングします。

- たとえば，COPD患者が自室からトイレまで10m歩いた前後でSpO_2値が97％から91％へ低下したとします。その際の息切れの自覚が修正Borgスケールで0から4に増強した場合，息切れが4になったら必ず止まり，口すぼめ呼吸で深呼吸を行って休憩するように指導します。患者さんが強い息切れを自覚せず修正Borgスケールで2だとしても，SpO_2値の低下を認めた場合は休憩を促します。

- どのような歩行や日常生活動作でSpO_2値がどの程度低下し，リカバリーするのにどれぐらいかかるのか，そのときの患者さんの息切れは修正Borgスケールでいくつなのかなどを詳細に評価します。息切れが慢性化して慣れてくると自覚が乏しくなることもあり，知らないうちに低酸素血症を呈しているような状況は危険です。パルスオキシメータの携帯を勧めますが，パルスオキシメータを装着せずとも息切れを自覚して低酸素血症を予防できるようにトレーニングを行います。

口すぼめ呼吸の習得は必須

- COPDは，閉塞性換気障害や横隔膜平低化などの呼吸筋によるエネルギーの力学的なロスにより，安静時呼吸に費やすエネルギーは重症例ほど大きくなります。運動時には換気をさらに増大させなくてはならず，労作によって容易に息切れが生じます。また動的肺過膨張は身体活動性を制限する主要な因子です。口をすぼめて呼吸をすることで，

呼気流速を低下させて空気を肺から能率よく呼出させ，末梢気道の開存性を高めることで動的肺過膨張を防ぎます。これは，呼吸困難を緩和することが期待される，エビデンスの得られたCOPD患者さんの呼吸法です[7, 10]。

■ 口すぼめ呼吸は呼気時のテクニックですから，鼻から吸って口を細めてゆっくりと細く吐かせます。まずは鼻腔が閉塞していないか確認し，患者さんが安静時にどのような呼吸をしているか視診することから始めます。頸部の呼吸補助筋群を過度に緊張させず，努力性の不自然な呼吸にならないよう，楽に続けられる口すぼめ呼吸を指導します。安静時の口すぼめ呼吸が楽に継続できるようになれば，動作と同調できるように練習します。その場での足踏みなど単調な動作と口すぼめ呼吸を併せて練習し，呼吸同調歩行へと進めていきます。

歩くことは身近なトレーニング

■ 身体活動性を高める最も身近で簡単な運動は歩行です。ただし，「何歩歩く」「何分歩く」などの目標を最初から設定せず，まずは患者さんが1日にどれくらい歩いているかという現状を把握することから始めます。

■ その後，達成可能な具体的目標を患者さんとともに検討します。息切れや低酸素血症を予防し，安全に歩くためには呼吸法の習得は必須です。前述した呼吸同調歩行とは，2歩で鼻から息を吸い，4歩で口すぼめ呼吸により吐く，というような呼吸と歩行のリズムを合わせる歩き方です。息を吸う歩数，吐く歩数は個々により違います。安静時で習得した口すぼめ呼吸を行いながら適切なリズムを獲得していきます。

■ しかしながら，屋外歩行が困難な在宅患者さんも多くいます。その場合でも日誌を配付し，歩数計を装着して記録することを推奨しています。たとえ1日の歩数が1,000歩未満でも，1,000歩を超える日がくればそれは大きな進歩です。ベッドから脚を下ろして座ること，そして足踏みをする，立ってみる，立って足踏みをする，トイレに行ったときはすぐにベッドに戻らず居間で過ごすなど，日々の生活を見直すことから始めます。

■ ADLの専門家である作業療法士が介入することで，ADL動作のさらに詳細な評価とアプローチが可能となります。

記録をすることは自分を知ること

■ 筆者らの呼吸リハビリテーション専門外来では，患者さんに歩数計を装着してもらい，また療養日誌を配布して患者さんと一緒に目標を設定し，運動内容や歩数，その日の息切れの状態などを記録するように指導しています（**図2**）。

■ 使用する歩数計・活動量計は患者さん自身が扱いやすく，簡便なものが望ましいと思います。記録は紙ベースの日誌だけでなく，タブレット端末や携帯電話に直接メモリーされるものなど，多くの種類と方法があります。症状や歩行状況，運動内容の記録は，実施状況や達成度の評価が可能なだけでなく，訪問医療の担当者と日誌を通して情報交換

ができるなど，医療連携における情報共有のツールとしても有効です。

■ 歩数計によるリアルタイムなフィードバックの有用性が報告されていますが[11]，セルフ
モニタリングを継続することはとても重要であり，モチベーションの向上やプログラム
の継続に有効です。年末には患者さんとともに1年間を振り返り，息切れの程度，咳や
喀痰の状態，セルフトレーニングの実施状況，歩数の推移などの記録を見ながら増悪や
入院の有無について確認しています。達成した目標については賞賛して自信を持って
もらうなど，患者さんと一緒にフィードバックすることが患者さんの問題解決スキルを
高め，行動変容につながります。

文 献

1) 日本呼吸管理学会, 他：日呼吸管理会誌. 2001；11(2)：321-30.
2) 日本呼吸ケア・リハビリテーション学会, 他：日呼吸ケアリハ会誌. 2018；27(2)：95-114.
3) 日本呼吸器学会COPDガイドライン第5版作成委員会：COPD（慢性閉塞性肺疾患）診断と治療のためのガイドライン 2018. 第5版. メディカルレビュー社, 2018, p95-9.
4) Soler-Cataluña JJ, et al：Thorax. 2005；60(11)：925-31.
5) Waschki B, et al：Chest. 2011；140(2)：331-42.
6) Global Initiative for Chronic Obstructive Lung Disease：GOLD 2017 Global Strategy for the Diagnosis, Management and Prevention of COPD.（2018年9月閲覧）
   http://goldcopd.org/gold-2017-global-strategy-diagnosis-management-prevention-copd/
7) 日本呼吸ケア・リハビリテーション学会, 他編：呼吸リハビリテーションマニュアル─運動療法─第2版. 照林社, 2012.
8) Herridge MS, et al：N Engl J Med. 2011；364(14)：1293-304.
9) Borg GA：Med Sci Sports Exerc. 1982；14(5)：377-81.
10) Dechman G, et al：Phys Ther. 2004；84(12)：1189-97.
11) Bravata DM, et al：JAMA. 2007；298(19)：2296-304.

（佐野裕子）

2章 COPDとリハビリテーション

患者さんに対して，どのような運動を勧めるのがよいでしょうか？

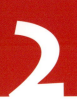

> **POINT**
> - 包括的呼吸リハビリテーションは多職種で連携して行われる医療プログラムで，その中心となるのが運動療法です。
> - 運動療法は，上肢・下肢の筋力増強運動，全身持久力運動，呼吸筋トレーニングなどから構成され，継続することで運動耐容能や息切れ，健康関連QOLの改善が期待できます。
> - 運動療法を行う際に，酸素療法やSABAを併用することで，より効率的に運動負荷をかけることが可能になる場合があります。それらを運動療法に併用する際には，主治医との密な情報共有が必要です。
> - 近年，身体活動量の低下がADLやQOLの低下のみならず，生命予後にも影響することが明らかになっています。したがって，身体活動量を増加させる上で運動療法が果たす役割は大きいと考えられます。
> - 身体活動量を増加させるために患者自身が行動変容を起こし，さらには運動療法のアドヒアランスの維持・向上を図るには，家族だけでなく，医師や看護師など多職種での情報共有，患者さんへの声かけが重要です。

1 運動療法ってなに？

- 包括的呼吸リハビリテーション（呼吸リハ）は，患者教育，栄養指導，酸素療法，運動療法，作業療法，精神的サポートなど，様々なプログラムを多職種で行う非薬物的療法のことを指し[1]，その中核を担うのが運動療法です。運動療法は，上肢や下肢の筋力増強運動，全身持久力運動などから構成されています。

- 運動処方を行う際には，frequency（頻度），intensity（強度），time（時間），type（種類）を明確にし，機能向上をめざすには，過負荷の法則に準じて日常生活場面よりも強い負荷をかける必要があります[2]。運動強度は，高強度において効果が大きいものの，アドヒアランス低下の恐れがあるとされており，近年は低強度の運動負荷についてもエビデンスが示されています[3]。

- 呼吸リハ開始時に推奨されるプログラムはCOPDの重症度によって異なります[2]。重症例では呼吸法練習やADL練習を行いながら低負荷の運動療法から開始され，軽症例では運動療法が主体となり，高負荷からの開始が可能となります（**図1**）[2]。

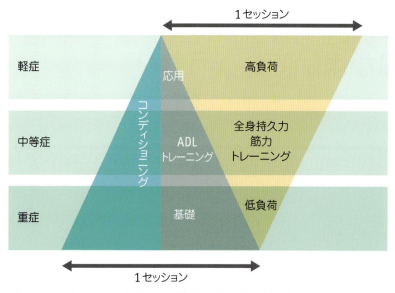

図1 安定期における呼吸リハ開始時のプログラム構成

(文献2, p4より転載)

- 頻度としては週2回(多くは3回以上),運動持続時間は1回20分以上を目標にするよう,患者に指導しています。

2 筋力増強運動

- 筋力増強運動としては,四肢・体幹のトレーニングを5〜7種類程度指導します。外来でのリハビリテーションを行う場合は,自宅での自主トレーニング(Home exercise;Home-ex)が主体となるため,自重(患者自身の体重を負荷にした運動)もしくはセラバンドなどの簡易的な道具を用いた運動を選択し,患者と一緒に練習します。
- 図2にHome-exの例を示しました。それぞれ15回ずつを目安に開始し,患者さんの継続状況や体調に応じて,段階的に回数やセット数を増やしていきます。また,坐位,立位での運動に問題がなければさらに負荷を上げ,段差昇降運動なども取り入れていきます。

3 全身持久力運動

- 全身持久力運動は,病院で行う場合にはトレッドミルや自転車エルゴメーターを用いて行いますが,在宅で行う場合は歩行運動(散歩)を行うことが多いです。
- 運動処方は,トレッドミルや自転車エルゴメーターを用いた運動負荷試験によって最高酸素摂取量(peak $\dot{V}O_2$)を測定する方法や,シャトルウォーキングテストや6分間歩行試験からpeak $\dot{V}O_2$を予測して,歩行速度を計算する方法などがあります[2]。

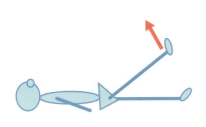
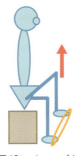
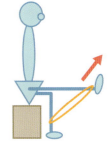

A 膝を伸ばしたまま下肢の挙上を行う　　B 両足部にチューブをつけて股関節を屈曲する　　C 両下腿にチューブをつけて膝関節を伸展する

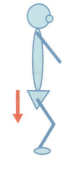
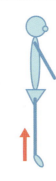
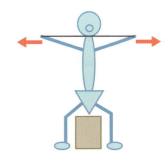

D 浅くスクワットを行う　　E 背筋を伸ばして踵を上げる　　F チューブを手で持ち，肩関節を水平外転する

図2 Home-exの例

- 比較的簡便な方法として，目標呼吸困難スコア（target dyspnea rating；TDR）があります[4]。この方法は，運動時のpeak $\dot{V}O_2$と呼吸困難が相関することを応用し，患者さんの自覚症状を指標に運動処方を行うものです。高強度で行う場合は修正Borgスケール（☞2章1の図3）で3（中等度）〜5（強い）[4]，低強度で行う場合は2（弱い）[5]を目安にします。したがって，患者さんには「少し息が上がる程度を目安に20分以上散歩しましょう」と指導しています。
- 酸素療法やSABAを併用して運動療法を行うこともあります。運動療法中の酸素療法は，運動負荷量や運動持続時間を増加させることが可能と報告されています[6]。また，SABAも同様に，運動前に使用することで呼吸困難が緩和され，より効果的に運動療法を行うことが可能となります[7]。しかし，これらの使用については担当の理学療法士と主治医が情報をよく共有し，併用の可否や酸素投与量など医師からの具体的な指示が必要になります。

4 呼吸筋トレーニング

- 近年，呼吸筋トレーニングが注目されています。COPD患者さんに対する吸気筋トレーニング（inspiratory muscle training；IMT）の効果に関するレビューでは，吸気筋力，運動耐容能，呼吸困難，健康関連QOLの有意な改善が示されています[8]。
- COPD患者さんに対するIMTのトレーニング様式は，最大吸気口腔内圧の30％（30％ PImax）の負荷で15分間を1日に2セット実施することが標準となっています。しかし，近年30回を1セットとし，1日に2セット実施する方法の報告が散見されはじめており，エビデンスの蓄積が待たれています[9]。実臨床では，30％ PImaxの負荷で30回を1日2セットから開始し，患者さんの疲労に応じて負荷量を漸増していきます。
- IMTを行う呼吸訓練器具は，主にパワーブリーズメディク（エントリージャパン株式会社：図3A），スレショルドIMT（フィリップス・レスピロニクス合同会社：図3B）があり，従来の筋力増強運動，全身持久力運動と組み合わせて行うことで，上乗せ効果が期待できます。

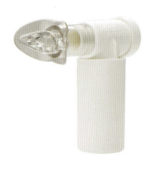
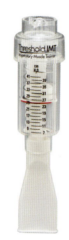

パワーブリーズメディク
エントリージャパン株式会社
（負荷：10〜90cmH$_2$O）

スレショルドIMT
フィリップス・レスピロニクス合同会社
（負荷：0〜40cmH$_2$O）

図3　呼吸訓練器具

5 身体活動量増加と行動変容

- 身体活動量の低下は，ADLやQOL低下のみならず，生命予後にも大きく影響することが明らかになっており[10]，近年，呼吸リハ・運動療法により身体活動量を増加させようとする取り組みが多く行われています。
- 指導した運動療法を継続し，患者さんの身体活動量を増加させるために，当院では療養日誌を配布しています（図4）。1日の歩数や運動の実施状況，さらにはその日の体調を

毎日記載してもらうことで，運動習慣や体調管理のセルフマネジメントを促進していきます。

■ しかし，身体活動量が増加するように患者自身が行動変容を起こすためには，家族など周囲のサポートだけでなく，主治医や外来看護師など医療スタッフの定期的な評価，声かけなどの工夫が必要です。

日付		月　日	月　日	月　日	月　日	月　日
体重	朝一番					
体温	朝一番					
息切れ	会話時					
	歩行時					
痰の回数	なし					
	少ない					
	やや多い					
	非常に多い					
痰の量	ほとんどなし					
	少量					
	中等量					
	大量					
咳の回数	なし					
	少ない					
	やや多い					
	非常に多い					
喘鳴	なし					
	軽くある					
	やや強い					
	非常に強い					
食欲	良好					
	低下					
	不良					
夜間睡眠	安眠できた					
	ときどき目が覚めた					
	夜通し眠れず					
酸素療法	吸入時間					
	流量（L／分）					
リハビリ	筋トレ（回数）					
	呼吸体操（回数）					
	腹式呼吸（分）					
	歩行運動（時間）					

図4　療養日誌

6 運動療法実施中のリスク管理と注意点

■運動療法の中止基準を**表1**[2]に示しました。強い呼吸困難や運動に伴う低酸素血症，循環動態の変動を生じた場合には，直ちに運動を中止します。

表1 運動療法の中止基準

呼吸困難	修正Borgスケール　7〜9
その他の自覚症状	胸痛，動悸，疲労，めまい，ふらつき，チアノーゼなど
心拍数	年齢別最大心拍数の85％に達したとき （肺性心がある場合は65〜70％） 不変ないし減少したとき
呼吸数	毎分30回以上
SpO_2	90％未満になったとき
血圧	高度に収縮期血圧が下降したり，拡張期血圧が上昇したとき

（文献2，p55より改変し転載）

■自宅で運動を行う場合，パルスオキシメータや心電図などのモニタリング機器が不十分になるため，自覚症状や呼吸数，脈拍数などを用いて客観的に評価し，実際のSpO_2と照らし合わせて患者にフィードバックすることが重要です（例：強い息切れを自覚した場合は，SpO_2が90％を下回っていることが多いので，必ず休憩を入れましょう）。

■特に重症例では，運動に対する不安感や恐怖心を抱いていることも少なくありません。「運動をすると呼吸困難が強くなるのではないか」という心理は，患者の低活動を助長し，さらなる筋力低下や呼吸困難の増強をまねきます。

■運動を実施する上では，主治医からも運動療法の安全性や効果について十分に説明しておくことが，運動療法のアドヒアランス維持・向上につながります。

文献

1）塩谷隆信, 他編：呼吸リハビリテーション最前線—身体活動の向上とその実践—. 医歯薬出版, 2014.
2）日本呼吸ケア・リハビリテーション学会, 他編：呼吸リハビリテーションマニュアル—運動療法—第2版. 照林社, 2012.
3）Ries AL, et al：Chest. 2007；131(5 Suppl)：4S-42S.
4）Mahler DA：COPD Frontier. 2004；3：51-62.
5）佐竹將宏, 他：呼吸器科. 2007；11(3)：211-20.
6）Emtner M, et al：Am J Respir Crit Care Med. 2003；168(9)：1034-42.
7）O'Donnell DE, et al：Eur Respir J. 2004；24(1)：86-94.
8）Gosselink R, et al：Eur Respir J. 2011；37(2)：416-25.
9）塩谷隆信, 他：日呼吸ケアリハ会誌. 2016；26(1)：26-32.
10）Waschki B, et al：Chest. 2011；140(2)：331-42.

（稲垣　武）

2章 COPDとリハビリテーション

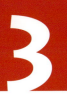

食べても太れない患者さんへの食生活指導について教えて下さい

POINT

- ▶ より良い予後のためには栄養療法による早期介入が重要です。患者さん本人が栄養療法の目的について納得し，それぞれの食環境に合わせて，周りの協力を得ながら実践しやすい方法を考案し，継続実施してもらうことが必要です。
- ▶ COPDはその進行とともにエネルギー消費が増大する一方，息苦しさや腹部の膨満感から食事摂取量が減少しやすいため，効率の良いエネルギー確保が求められます。
- ▶ 炭酸ガスの産生を抑えるため，呼吸商が低く同重量あたりのエネルギーが多い脂質を活用します。また，炭酸ガスを生成しやすい食品を避けます。
- ▶ エネルギー確保には，脂質を増やす以外に食事回数を増やす，間食を利用することも有効です。惣菜や栄養補助食品も上手に活用し，続けやすい方法を見つけて継続することが大切です。
- ▶ 体蛋白の異化亢進を防ぐため，蛋白質源の十分な摂取，特に分岐鎖アミノ酸（BCAA）の摂取が望ましいです。
- ▶ COPDは全身性の炎症疾患でもあり，抗炎症・抗酸化作用のある栄養素の摂取も意識するとよいでしょう。

1 COPDの栄養障害の特徴

- COPDではエネルギー不足による体重減少が多くみられます。体重減少が軽度の場合は体脂肪の減少が考えられますが，体重が大きく減ったときには筋肉や骨の減少が推測されます。安定期ではマラスムス型栄養障害（蛋白質・エネルギーの双方が不足）を呈すことも多く，将来的なサルコペニアや骨粗鬆症も懸念されます。
- COPDでは呼吸筋が衰えて換気効率が低下し酸素消費量が増加すること，全身での炎症反応が起こることなどから，エネルギー消費量が増大します。体重増加には安静時エネルギー消費量（resting energy expenditure；REE）の1.5倍以上のエネルギーが必要です。
- 一方でエネルギー摂取量は減少しがちで，その要因としては呼吸困難，肺の過膨張により横隔膜が下がり胃が圧迫されること，摂食調節ホルモン（レプチン，グレリン）の分泌異常などが挙げられます。
- もともと，COPDの発症が増える40代は若い頃に比べて食事への量的な欲求が減る年

代でもあります。食事量の低下からエネルギー不足が起こり，やがて筋蛋白質の異化亢進が進行するとさらに呼吸筋力と換気効率が低下するという悪循環に陥ります。

- 体内に炭酸ガスが貯留しやすいII型呼吸不全の場合は特に，食事からの炭酸ガスの産生を抑える必要があります。

2 COPDの栄養戦略

- COPDでは，その病態からエネルギー必要量の増大と摂取量の減少が同時に起こるため，エネルギーと蛋白質の「量の確保と質の工夫」が最重要課題となります。
- 前述の悪循環を防ぐため，お腹が空きにくい状況であっても体はエネルギーを必要としていること，エネルギー確保を最優先とした上で食事内容を工夫し，予後を良好に保つことが重要であることを，患者さんにしっかり認識してもらう必要があります。
- 効率的なエネルギー確保には，重量あたりのエネルギーが多い脂質を取り入れた食事が有効です。ただし脂質は消化時間が長く酸化にも注意が必要であるため，患者さんが食べやすいメニューでのエネルギーアップと抗酸化の工夫が求められます。
- 体蛋白の異化亢進は呼吸筋力の低下だけでなく，サルコペニアや骨粗鬆症などの合併症もまねきます。エネルギー確保と同時に蛋白質源を十分に摂取し，蛋白質合成促進作用のある分岐鎖アミノ酸(branched-chain amino acids；BCAA)(バリン，ロイシン，イソロイシン)を積極的に摂取することが望ましいです。
- 炭酸ガスの生成を抑えるため，呼吸商が炭水化物(糖質)よりも低い脂質を活用することがポイントです。糖質を抑えて炭酸ガスの発生を抑えつつ，脂質を増やしエネルギー量を確保します。また，後述の炭酸ガスを生成しやすい食品も避ける必要があります。
- 呼吸筋の収縮に重要とされるミネラル(リン，カリウム，カルシウム，マグネシウム，鉄など)も十分に摂取することが必要です。
- 全身性の炎症疾患でもあるため，抗炎症栄養素であるω−3系脂肪酸，抗酸化作用を持つβ−カロテン(ビタミンA)，ビタミンC，ビタミンE，亜鉛などの摂取も意識するとよいでしょう。
- COPD患者さんは喫煙者がほとんどで，歯・口腔機能の衰えが目立つ人もおられます。咀嚼を増やして唾液分泌を促進できるよう，食事を液体や流動食だけで済ませず，疲労が出過ぎない程度に噛むことを心がけるのも重要です。食物繊維の多い食品は咀嚼を増やし，胃腸のぜん動運動も促すので，便秘など副次的な課題を解決することができます。ただし，炭酸ガスを生成しやすいものには注意が必要です。

3　ガイドラインにおける栄養評価項目

- 『COPD（慢性閉塞性肺疾患）診断と治療のためのガイドライン2018』には，「推奨される栄養評価項目」が掲載されています。詳細はガイドラインをご参照下さい。
- 「必須の評価項目」とされているのは，体重（%IBW，BMI），食習慣，食事摂取時の臨床症状の有無の3点です。「行うことが望ましい評価項目」には，栄養状態を示す上腕の身体計測，血清アルブミン，食事調査（栄養摂取量の解析）などがあります。食事調査は食習慣と合わせて聞き取り必須とするほうが，より良い栄養改善策の提案につながります。
- 除脂肪体重（lean body mass；LBM）や脂肪量（fat mass；FM）などの体成分分析も「行うことが望ましい評価項目」とされています。測定機器の精度による差異も懸念されますが，単に体重だけの変動をみるより栄養療法の効果が明確となり，治療意欲につなげることもできます。
- なお，血清アルブミンは望ましい項目ですが半減期が長いため，可能であればRTP（rapid turnover protein：トランスフェリン，レチノール結合蛋白など）の測定を行うとされています。

4　食の現状に関するヒアリング

- 患者さんの抱える課題は一人ひとり異なりますので，栄養状態の評価と現状の把握はとても重要です。実際に摂取できる食事内容の提案をするために，次のような項目を確認します。記入用紙にまとめ，患者さんが答えやすいように設問をつくるのもよいでしょう。

食習慣

- 間食も含めた食事のタイミング（摂取する時間帯と大まかな内容）などについて把握します。
- 食事内容を簡潔に把握するには，主食・主菜・副菜にわけて確認します（図1）。

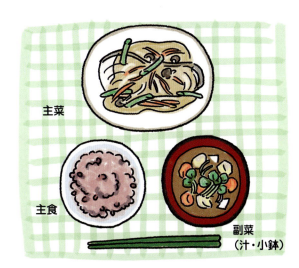

図1　主食・主菜・副菜の例

① 主食

主に糖質の供給源となります。主食の一定量の摂取はエネルギー確保につながりますが，摂りすぎている場合には，炭酸ガスの産生が増えるため注意が必要です。

② 主菜

主に蛋白質・脂質の供給源となります。普段よく食べるおかずがわかれば，エネルギーアップの工夫が提案しやすくなります。

③ 副菜

主にビタミン・ミネラル・食物繊維の供給源となります。副菜のボリュームや水分が多いと満腹になりエネルギー源となる食事が減る可能性があります。

嗜好

■好んで食べるものは健康を害さない範囲で積極的に取り入れ，食欲増進，摂食意欲の増大につなげます。また，過剰な塩分は高血圧や水分貯留をまねく可能性があるため，高塩分食品の摂取状況なども確認します。

食事摂取時の臨床症状の有無

■息切れや腹部膨満感などについて確認します。

口腔環境

■咀嚼や嚥下に問題がないかなどを確認します。

食事調査

■食習慣で大まかな食事内容を知ることができれば，栄養の過不足傾向をつかむことができます。より具体的な食事内容（メニューなど）がわかると，改善提案がしやすくなります。

■食事記録は最も多い食事パターンと外食などをまじえ，少なくとも３日分はあるとよいでしょう。記入した用紙を持参して頂くか，食品分量の把握が難しい場合は写真を撮って持参してもらいます。栄養士の聞き取りも有効です。

■エネルギー量と蛋白質量の把握のために重要なのは，主食と主菜（おかず）の種類と量です。

■最近は，食事内容の栄養分析ができるサービスやツールも増えています。

食環境

■同居している家族，調理担当者，自炊が難しい場合は近くに食品や惣菜を買えるお店や外食できるお店があるか，どのようなメニューが手に入るかを確認します。自炊や家族による調理が可能な場合は調理の工夫やレシピを，中食・外食が多い場合には，メニューの選び方，組み合わせなどの実践的なアドバイスにつなげます。

5　栄養療法への心構え

■食事療法では積み重ねることに意義があります。具体的な食事内容の工夫を行う前に，下記を理解して頂くことが重要です。

食事回数

■食事回数が少なくなると，必然的に摂取エネルギー量も少なくなります。栄養素の不足を防ぐためにも，少なくとも1日3食は摂りたいところです。息切れや痰などで1回の食事量が摂りづらい場合は，間食も活用して必要な食事量を1日5〜7回にわけて摂るのもよいでしょう。また，食事の回数は摂取エネルギー量だけでなく，咀嚼を増やし胃腸を定期的に動かすチャンスを確保することにもつながります。

食べ方の注意

■熱い料理は冷ますのに息を吹きかけて疲労感を増すので，常温提供がよいでしょう。咀嚼で早食いのクセがあると，胃腸での消化に負担をかけ食が進みにくくなる可能性があります。なるべくよく噛むようにしましょう。

食事バランスのとり方

■主食・主菜・副菜（汁・小鉢）をそろえることで，食事の栄養バランスもエネルギーアップも整えやすくなります。

6　具体的な食事内容の工夫

■食事回数を確保するとともに，1gあたり9kcalある脂質を活用し，効率よくカロリーを増やしましょう。ただし，油を使った料理は時間の経過とともに酸化が進み，胃もたれの原因になります。お惣菜の揚げものなどを利用するときは，早めに食べきるようにしましょう。

調理法の工夫

■脂質を使う調理を取り入れると，効率よくエネルギーを増やせます。

【主食】白ごはん→チャーハン，ピラフなど
【主菜】揚げもの，炒めものなど
【副菜】揚げもの，炒めもの，マヨネーズ和えなど

- 揚げものは水分の多い素材や衣ほど素材の重量に対する吸油率（**表1**）が高く，エネルギーも多くなります。

表1　揚げものごとの吸油率

素揚げ	3～8%
から揚げ	6～8%
フリッター・フライ	10～20%
天ぷら	15～25%

- 緑黄色野菜に含まれるβ-カロテンは体内に入ると抗酸化作用のあるビタミンAに変わります。β-カロテンは脂溶性で，油と一緒に摂ると吸収がよくなります。

調味料の工夫

- 油が多く含まれる調味料を常備しておくと，エネルギーを手軽に増やせます（**表2**）。また，炒め油の代わりに活用することもできます。低カロリーやノンオイルではない種類を選びましょう。

表2　各調味料の大さじ1杯の重さとカロリー

種類	大さじ1杯の重さ	カロリー
マヨネーズ	約14g	約100kcal
ドレッシング	約15g	約50～80kcal
ピーナッツバター	約17g	約110kcal

- 植物油は小さじ1杯で約5gあり，約50kcal弱あります。フレーバーオイルなど，非加熱で香りを楽しめる「かける油」も活用できます（例：刺身にオイルをかけてカルパッチョとしてサラダ風に頂くなど）。ただし，えごま油・亜麻仁油は酸化に弱いため，なるべく少量を買い早めに使い切るようにしましょう。また最近は，MCTオイル（液体）やココナッツオイル（固体）など，消化吸収が良くエネルギーになりやすい中鎖脂肪酸の油が市販されています。

食材の選び方

エネルギー確保

- 脂質を多く含む食品を選びましょう。

> 例：クロワッサン，バラ肉・ロース肉，ベーコン（できれば低塩），青魚，ツナ缶（オイル漬け），卵，乳製品，厚揚げ，油揚げ，アボカド，種実類（ごま，ピーナッツ，くるみ，アーモンドなど）

- 上記の食品を主食に混ぜ込むのもよいでしょう。

蛋白質の確保

■ BCAAが豊富な蛋白質源を積極的に摂ります。

> 例：赤身の魚（マグロ，カツオ），青背の魚（アジ，サンマ），肉類（牛肉，鶏肉），卵，大豆，高野豆腐，チーズ
> など

間食の活用

■間食には，以下の食品がよいとされます。

- ナッツ類（できれば無塩）
- 口当たりが良く食べやすいもの（アイスクリーム，プリン，ゼリー，ヨーグルトなど）
- 栄養補助食品（経腸栄養剤など）

■近年では，脂質が多く糖質を控えめにしたCOPD向けの経腸栄養剤が発売されており，
BCAAやω-3系脂肪酸を強化したタイプもあります。咀嚼や胃腸での消化吸収能力を
保つためにもできる限り食事からの栄養摂取が望ましいですが，「エネルギーを摂らなけ
れば」という心理的負担の軽減にもつながるので，栄養補助食品も上手に活用しましょう。

避けたほうがよい食品

■以下の食品は避けたほうがよいとされます。

- 炭酸ガスを溜めやすいもの〔炭酸飲料（清涼飲料水，ビールなど），いも類，食物繊維が豊富な食品など〕
- 高塩分の食品（漬物，干物といった塩蔵品など）
  →水分貯留による息苦しさを増長させるだけでなく，中長期にわたり高血圧や動脈硬化を引き起こす恐れが
  あります。

文 献

1) 河内文雄, 他編：一歩先のCOPDケア. 医学書院, 2016, p27-9, p63, p101-16.
2) 日本病態栄養学会：病態栄養認定管理栄養士のための病態栄養ガイドブック改訂第5版. 南江堂, 2016, p214-8.
3) 吉田貞夫：高齢者を低栄養にしない20のアプローチ. メディカ出版, 2017, p128-35.
4) 杉林堅次, 他：薬剤師・管理栄養士のための今日からはじめる薬局栄養指導. 日経メディカル開発, 2017, p100-7.
5) 独立行政法人環境再生保全機構：ぜん息などの情報館. 栄養療法. (2018年9月閲覧)
   https://www.erca.go.jp/yobou/zensoku/copd/nutrition/index.html

（國枝加誉）

3章 COPDと在宅酸素療法

酸素療法の効果と，対象となる患者さんについて教えて下さい

POINT

▶ 在宅酸素療法（HOT）の導入に関しては，それぞれの患者さんの事情に合わせて導入するか否か考えていく必要があります。

▶ HOTは非薬物療法として重要な位置を占めます。日常生活に大きく影響を与える治療介入となるので，適応基準に当てはまるかどうかだけではなく，様々な側面から導入やフォローアップに関して十分な注意を払う必要があります。

1 在宅酸素療法（HOT）について

- COPDとは「たばこなどの有害物質を長期間にわたり吸入曝露することで生じる肺の炎症性疾患」であり，一般的に進行性の疾患として知られています。COPDは，初期の段階では咳・痰が気になるといった呼吸器症状がある程度ですが，呼吸機能が低下してくると，息切れなどを伴う低酸素血症・慢性呼吸不全を呈するようになります。さらに進行すると，低酸素血症により換気の亢進や心拍数増加がみられ，低酸素性肺血管攣縮を引き起こすため，二次性肺高血圧症を合併するようになると言われています。
- 欧米では1970年代初めから1980年にかけて，重症のCOPD患者さんに対しての長期酸素療法（long term oxygen therapy；LTOT）の研究が行われ，生命予後の改善に有効であると報告されました[1]。LTOTによる予後改善効果は，主に肺高血圧症の軽減によるものと考えられています[2]。
- わが国では，1985年よりCOPDの在宅酸素療法（home oxygen therapy；HOT）が保険適用となりました。1990年には無床診療所で実施可能となり，肺高血圧症や慢性心不全に対する適応追加など，HOTは制度の変更に伴って普及しつつあります。
- 実際にHOTを使用する患者さんは年々増加傾向にあります。2012年のHOT使用患者数は15.6万人と推定されており，そのうちCOPDが占める割合が最も多いです（約45％）。

2 HOTの保険適用基準について

■呼吸器疾患における，HOTの保険適用基準は以下の通りです。

> **HOTの保険適用基準**
> 重度慢性呼吸不全例
> ・安静時 $PaO_2 \leqq 55mmHg$（$SpO_2 \leqq 88\%$）
> ・安静時 $PaO_2 \leqq 60mmHg$（$SpO_2 \leqq 90\%$）かつ睡眠時または運動負荷時に著しい低酸素血症をきたし，医師がHOTを必要であると認めた場合

■上記の低酸素血症が保険適用になった理由は，大規模コントロールスタディにより1日15時間以上の酸素吸入は生命予後を延長させると報告され，一方で軽症の低酸素血症（PaO_2 56〜65mmHg）を伴うCOPD患者さんに対してはHOT使用による死亡率改善が示されなかったためとされています[3]。

■HOTに対する認識として，HOTへの抵抗感が強くネガティブなイメージを持っている患者さんもいれば，日常的に感じている呼吸困難の改善がどの程度得られるのか，HOTを導入することによるメリットなど，興味を持っている内容は様々ですが，HOTを使用していなくても関心の高い患者さんは多くいます。

■適用基準は上記の通りですが，それぞれの患者さんの事情に合わせて導入するか否か考えていく必要があります。そもそも上記の研究自体は，HOTの適用基準の医学的根拠となった非常に重要な研究ではありますが，実施されたのは30年以上前です。また，70歳以上の患者さんは除外されています。COPD患者さんの大部分を70歳以上が占めている現在の医療事情にどこまで当てはまる基準であるかについては，今後も議論が必要なところです。

■臨床現場においては，HOTの「導入」と「フォローアップ」に関して注意を払うことが必要です。

3 HOTの導入について

■HOTの適用基準は上記の通りですが，実際の臨床現場では悩ましいケースもあります。以下に，HOTの適用について慎重に時間をかけて考える（場合によって，導入自体を先送りにする）必要のある症例を挙げていきます。

中等度の慢性呼吸不全を有する患者〔安静時 $PaO_2 \leqq 60mmHg$（SpO_2 90%）〕に対するHOT導入について

■以前より，中等度の低酸素血症に対するHOTに関しては，生命予後の改善は証明されていないと言われています。また近年では，2016年のNew England Journal of

MedicineのLong-Term Oxygen Treatment Trial（LOTT）試験の解析結果で，「安静時に中等度のSpO₂低下（89～93％）がみられる安定期COPD患者に対するHOTの導入は，導入しなかった患者と比べて，死亡または初回入院までの期間を延長せず，ほかの評価項目にも持続的な利益をもたらさなかった」という結果が報告されています[4]。しかし，日本呼吸器学会『在宅呼吸ケア白書2010』によると，わが国におけるHOT使用患者のうち，約28％の症例が軽度～中等度（PaO₂ 60mmHg以上）の低酸素血症の患者で導入されているという報告があります。

- HOTの使用に対する外観上の羞恥心や恐怖感を持っている患者さんは数多くいます。HOT導入が交友関係の減少や生活範囲の制限につながり，結果的に患者さんの生活の質を著しく落とす可能性があることを，医療従事者は頭にとどめておく必要があります。

- 中等度の慢性呼吸不全がある患者さんの場合，まずは呼吸機能維持のための介入によって，HOT導入を少しでも遅らせるために何ができるかを考えることが重要となります。

呼吸困難の緩和医療としてのHOT導入について

- 臨床現場では，呼吸困難に対する対策としてHOTが使用されている症例もあります。前述の『在宅呼吸ケア白書2010』でも，呼吸困難感があるときのみ酸素吸引をしている症例が少なくないことが指摘されています。

- 元来HOTの目的は，低酸素血症により引き起こされる臓器障害の予防・改善です。安静時低酸素血症がなければHOTではなく，まずは呼吸リハビリあるいは低用量オピオイドを行うべきであるとの報告もあります[5]。わが国ではモルヒネを中心としたオピオイドは現在のところ保険適用外です。少なくとも緩和医療としてのHOTの導入に関しては，あくまでもそれぞれの患者さんの生活状況に合わせて柔軟に対応していくのがよいと思われます。

- 実臨床において，安静時低酸素血症が適用基準を満たしていない中等度COPD患者さんが，症状緩和のためのHOT導入を強く希望する場合は，すぐに導入のアプローチをとるのではなく，まずはほかの治療マネジメント（吸入手技やアドヒアランスのチェック，うつ病の合併のスクリーニングなど）について再考する必要があると考えられます。

4 フォローアップについて

- 重度慢性呼吸不全〔安静時PaO₂≦55mmHg（SpO₂≦88％）〕でHOTの適用基準を満たす場合は，上記の研究結果をふまえてHOTの導入を勧めるべきであると考えられます。患者さんにとって実感しやすいメリットとしては呼吸困難の改善であり，適用基準に当てはまる患者さんの多くは，「自覚症状の改善」によってADLの改善も期待でき

ます。ただし，そのような患者さんは，その後もしっかりとフォローしていく必要があります。

■ たとえば，高二酸化炭素血症のある患者さんの場合は，HOT導入後も血液ガスなどで貯留傾向になっていないかチェックする必要があります。

■ また，アドヒアランスについてのチェックも必要です。たとえば，HOTの絶対適応と考えて導入した患者さんでも，必ずしも適切な使用ができない場合もあります。

■ 筆者の患者さんである80歳超の独居の方で，時間をかけて話し合いHOTを導入したものの，数週間で使い方がわからなくなり押し入れにしまいこんでしまったというケースがありました。患者さんの情報をケアマネジャーから聞いたことでHOTを使用していないことが判明し，最終的には訪問看護のサポートによってHOTを継続できましたが，フォローが重要だと認識させられた出来事でした。明らかな認知症がなくても，HOTの継続的な使用はそれなりに難しいということにも注意が必要だと思われます。

5 HOTの導入とフォローアップには注意が必要

■ HOTは広く普及しており，非薬物療法としてCOPDの治療において重要な位置を占めます。生活に強く影響を与える治療介入となるので，医療従事者は導入の際やフォローアップには十分に注意を払う必要があることを認識しなければなりません。

文 献
1) Ann Intern Med. 1980;93(3):391-8.
2) Petty TL, et al:Respir Care. 2000;45(2):204-11;discussion 211-3.
3) Górecka D, et al:Thorax. 1997;52(8):674-9.
4) Long-Term Oxygen Treatment Trial Research Group, et al:N Engl J Med. 2016;375(17):1617-27.
5) Tricco AC, et al:BMJ Open. 2015;5(10):e009183.

(小林岳彦)

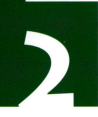

3章　COPDと在宅酸素療法

どのような装置をつけるのか，また費用について教えて下さい

POINT

▶在宅酸素療法（HOT）の保険適用基準を満たす患者さんすべてにHOTを導入するのではなく，患者さんや家族の状況を鑑みて，話し合いを持った後に導入を考慮します。

▶酸素濃縮装置，携帯用酸素ボンベ，呼吸同調器は用途に合わせたものを選びます。

▶患者負担の費用は1割負担で7,680円，3割負担で23,040円です。呼吸器障害認定基準を満たす場合，自己負担分が公費で助成されますので患者さんに説明をしておきましょう。

1　在宅酸素療法（HOT）の導入

- 慢性呼吸不全例でHOTを導入するにあたっては，PaO_2が55 Torr（SpO_2 88%）以下の者，およびPaO_2が60 Torr（SpO_2 90%）以下の者で，睡眠時または労作時に著しい低酸素血症をきたす場合[1]に考慮します。
- 上記の条件を満たす例すべてにHOT導入を推し進めるのではなく，患者や家族の状況（認知症や生活環境など）を鑑みて，話し合いを持った後に導入すべきかを判断します。
- 在宅酸素を取り扱う企業は帝人ファーマ株式会社，フクダ電子株式会社，株式会社フィリップス・ジャパン，エア・ウォーター株式会社などがあります。
- HOTの導入が決定すると，酸素流量や吸入時間を検討します（表1）。処方に合わせて酸素濃縮装置（図1, 2）を選定し，携帯用酸素ボンベ（図3）が必要かどうかを検討します。
- 外来でHOTを開始する場合，経鼻投与1L程度の低流量から開始し，行動別のSpO_2の変化（労作，入浴，トイレ，睡眠中など）を測定し，酸素流量を微調整します。
- 指示書には安静時に酸素を何L使用するか，体動・労作時・睡眠時には何L使用するかを記載します。また，大まかに何時間使用するのか，連続なのか呼吸同調器（図4）を使用するのかを記載します。
- Ⅱ型呼吸不全でPCO_2の高い患者は特に流量調整が必要で，日常の外来では朝起きたときに頭痛がないかをチェックしましょう。また，血液ガス検査を行うことで高二酸化炭素血症になっていないか，酸素過多になっていないかをチェックすることが大切です。
- HOTは定期的な外来または往診，訪問診療による指導管理が必要です。指導内容については診療録に記載する必要があります。また，月に1回程度PaO_2を測定し，診療報酬明細に記載する必要があります。この場合，パルスオキシメータで測定したSpO_2値

を用いても問題ありません。

■ 呼吸器専門施設や呼吸器専門医に酸素導入を依頼する方法もあります。

表1　酸素ボンベ使用時間の目安（同調モードで使用した場合）―19.6MPa（200kg/cm²）充填の場合

吸入流量 （L/分）	酸素ボンベタイプ					
	V1.0	V1.1	V2.0	V2.1	V2.3	V2.8
0.5	19時間	21時間	38時間15分	40時間	44時間	53時間30分
1	10時間15分	11時間15分	20時間30分	21時間30分	23時間30分	28時間45分
1.5	7時間	7時間45分	14時間	14時間45分	16時間	19時間45分
2	5時間15分	5時間45分	10時間30分	11時間15分	12時間15分	15時間
2.5	4時間15分	4時間45分	8時間45分	9時間15分	10時間15分	12時間30分
3	3時間30分	3時間45分	7時間	7時間15分	8時間	9時間45分
3.5	3時間	3時間15分	6時間	6時間15分	7時間	8時間30分
4	2時間30分	2時間45分	5時間15分	5時間30分	6時間	7時間30分
4.5	2時間15分	2時間30分	4時間45分	5時間	5時間30分	6時間45分
5	2時間	2時間15分	4時間15分	4時間30分	5時間	6時間
6	1時間45分	2時間	3時間45分	4時間	4時間15分	5時間15分
7	1時間30分	1時間45分	3時間15分	3時間30分	3時間45分	4時間30分

（提供：帝人ファーマ株式会社）

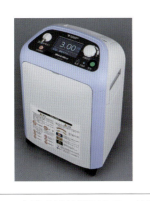

指示流量3L未満の方には
- 流量0.25〜3Lまで対応
- 簡単操作パネル
- 専用パルスオキシメータ対応
- 幅38cm,奥行29cm,高さ54cmと全体的にコンパクト（石油ファンヒーターくらいの大きさ）

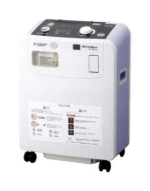

指示流量5L未満の方には
- 流量0.25〜5Lまで対応
- 簡単操作パネル
- 専用パルスオキシメータ対応
- 幅40cm,奥行26cm,高さ54cmと全体的にコンパクト（石油ファンヒーターくらいの大きさ）

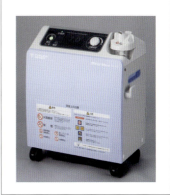

指示流量5L以上の方には
- 流量1〜7Lまで対応
- 簡単操作パネル
- ボンベバックアップ機能搭載
- 省エネ設計
- 昔の横に大きい石油ストーブくらいの大きさ

図1　各酸素濃縮装置とその特徴

（画像提供：フクダ電子株式会社）

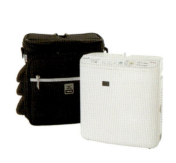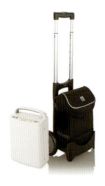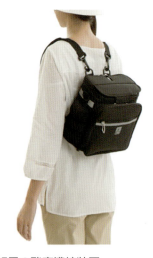

図2 屋内,外出先でも使用できるバッテリー付きの小型・軽量の酸素濃縮装置
（画像提供：帝人ファーマ株式会社）

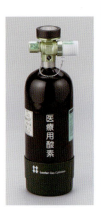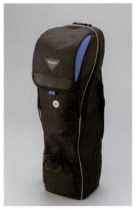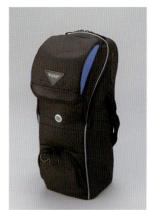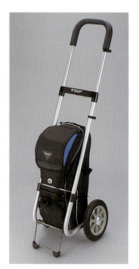

図3 携帯用酸素ボンベ　　　　　　　　　　　（画像提供：フクダ電子株式会社）

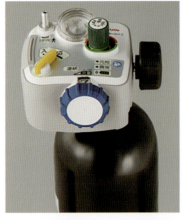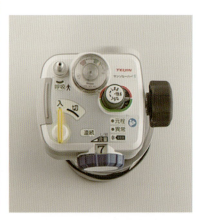

図4 携帯用酸素ボンベの使用時間を,同調モードで4倍程度延長できる呼吸同調式レギュレータ
（画像提供：帝人ファーマ株式会社）

2 身体障害申請について

■身体障害認定を受けるには，まず患者さんが市区町村の相談窓口に行きます。身体障害者診断書・意見書の用紙をもらい，指定の病院（呼吸器機能障害の身体障害申請の資格を持った指定医がいる病院）で身体障害者診断書・意見書を作成してもらいます。そして，市区町村の窓口で必要書類（身体障害者診断書・意見書，障害手帳の申請書，写真，印鑑，マイナンバーカードまたは通知カード，身分証明書）を提出します。

■都道府県によって認定基準が異なるため，同じ程度の状況でも，自治体によって3級や4級の違いが出ることもありえます。

■手続きから取得までは自治体によって異なりますが，1～4カ月で手帳を受け取ることができます。

3 旅行申請について

■国内旅行で外泊する場合，事前に在宅酸素を取り扱う担当会社に連絡をします。各社の様式は異なりますが，主治医が酸素流量や使用時間などを簡単に記載し，署名したものを担当会社に提出すれば，旅行先に手配し準備を整えてくれます。

■鉄道，地下鉄，バス，船舶に持ち込みができる酸素ボンベは2本に制限されています。船舶は乗船前に船長の許可を受ける必要があり，乗り込む前にあらかじめ乗組員等に申し出る必要があります。

■航空機の場合，国内線・国際線のいずれも在宅酸素療法用機器の使用は可能ですが，持ち込める酸素ボンベのサイズや重量に制限が設けられています。詳しくは各航空会社に問い合わせて下さい。

4 HOTの費用について

■在宅酸素療法指導管理料以外の点数については，HOTを行っている入院中の患者以外に対して，酸素濃縮装置，携帯用酸素ボンベ，呼吸同調式デマンドバルブを使用した場合に，それぞれ3カ月に3回に限り，第1款の所定点数に加算できることになっています[2]（**表2**）。

表2 在宅酸素療法の費用 (平成28年4月改訂)

	健康保険料または国民保険料		
	1割負担	2割負担	3割負担
在宅酸素療法指導管理料	2,400円	4,800円	7,200円
酸素濃縮装置	4,000円	8,000円	12,000円
携帯用酸素ボンベ	880円	1,760円	2,640円
呼吸同調式デマンドバルブ	300円	600円	900円
在宅酸素療法材料	100円	200円	300円
合計	7,680円	15,360円	23,040円

文 献

1) 日本呼吸器学会COPDガイドライン第5版作成委員会：COPD（慢性閉塞性肺疾患）診断と治療のためのガイドライン2018. 第5版. メディカルレビュー社, 2018, p101-2.
2) 武田浩一, 他：月刊保団連臨時増刊号 No.1226 在宅医療点数の手引 診療報酬と介護報酬 2016年度改定版. 全国保険医団体連合会, 2016, p574-7.

（神德　済）

4章 治療導入後COPDの外来マネジメント

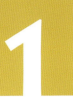

外来定期診療でチェックすべき身体所見やデータについて教えて下さい

POINT
- 外来診療では五感の活用が重要です。
- 意識レベルの評価が大切になります。
- 身体診察において，頸部は大きな情報源となります。
- 診察において，非対称性の所見は病的状態を想起します。

1 外来診療でみるCOPD

- 呼吸器疾患においては，五感を十分に活用することが重要です。超高齢社会を迎えた本邦において，COPD患者はこれからも確実に増加するため，すべての内科医が診断の糸口と経過観察におけるポイントを知っておくことは重要と考えられます。
- 本項では，COPDの外来診療における身体所見と必要な検査項目について解説していきます。

2 バイタルサイン

- 呼吸困難を訴える患者さんに脈圧の上昇がみられる場合は高炭酸ガス血症を疑います。
- 頻脈（90回/分以上），頻呼吸（24回/分）は低酸素血症が示唆されます。安定した状態では呼吸数の約5倍が脈拍になります。

3 身体所見

視診

全身状態
- 栄養状態が良好か，るい痩が強いかを見きわめましょう。6カ月以内で5％以上の体重減少は悪性疾患などの器質的疾患が考えられ，かつ慢性肺疾患の予後因子となります。

意識レベル

- 当院ではGlasgow Coma Scale（15点満点）で表記することが多いです。

- COPD患者さんにおいて，意識障害の鑑別で最も重要な項目のひとつに高炭酸ガス血症によるナルコーシスが挙げられます。 一般的に炭酸ガス分圧の値が基礎値より15mmHg以上の上昇があれば固定姿勢保持困難（asterixis）*や傾眠傾向がみられ，さらに35mmHg以上の上昇があれば昏睡状態もありえます[1]。

  ＊asterixisは両手を手首から90度の角度で背屈させてしばらく保持してもらい，両手が不規則な動きを示すと陽性と判断します。

頭頸部所見

① 顔面

- 顔面の浮腫，具体的には開眼しにくいなどは肺性心の徴候です。その他，甲状腺機能低下症や尿毒症も鑑別になります。下眼瞼の浮腫はうっ血性心不全の患者でしばしばみられます[2]。

② 眼

- 眼瞼結膜が蒼白であれば貧血の合併を考え，消化器の悪性腫瘍などが鑑別になります。縮瞳，眼瞼下垂，瞼裂狭小，患側の発汗低下などのHorner症候群がみられれば，肺尖部の癌の合併を念頭に置くべきです。

③ 口腔

- 舌や結膜に紫色調チアノーゼがみられる場合には，いわゆる中心性チアノーゼが考えられ，血中のヘモグロビン値が正常であれば酸素飽和度が75％未満で出現することが多いです。広い範囲の肺炎やレジオネラ肺炎のような重症肺炎などでみられることがあります。Cold areaと呼ばれる爪床，鼻，頬部，耳介，口唇の外側のみにチアノーゼがあれば末梢性の可能性が高いです。

- 口腔内の衛生状態は呼吸器感染症を考える上で大切であり，う歯や歯周炎などは嫌気性菌による肺炎の危険因子です。また，嫌気性菌の感染症では，喀痰のにおいが鼻をつくような異臭のことがしばしばあります。

- 舌の衛生状況も誤嚥性肺炎と相関します。さらに，舌の乾燥や萎縮は脱水の評価の指標にもなります。

- 口すぼめ呼吸は閉塞性障害の患者の典型的な呼吸パターンです。

④ 頸部

- 頸部の身体所見は呼吸器疾患の大きな情報源となります[3]。胸鎖乳突筋の肥大は慢性の閉塞性障害を裏付ける所見です（図1）。肥大の目安として，筋肉の胸骨柄の付着部にかけて前縁・後縁にわかれていたり，筋肉の幅が1横指以上の大きさであることが挙げられます。

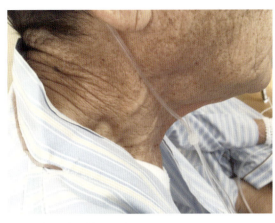 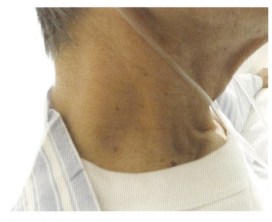

図1　胸鎖乳突筋の肥大　　　　　　　　図2　中斜角筋の肥大

- 高度の気流制限があるCOPD患者さんでは斜角筋の肥大も伴います（**図2**）。斜角筋の場合には視診とともに，2本の指で挟んで肥大を確認するとよいです。超重症の閉塞性障害のある患者では，僧帽筋も含めた3つの呼吸補助筋が肥大していることがあります。
- 頸動脈の躍動性拍動は慢性の貧血や急性の高炭酸ガス血症，肺動静脈奇形などの存在を示唆します。外頸静脈が呼気にのみ怒張し，吸気に虚脱するのは閉塞性肺疾患でみられることが多く，頸静脈が常に怒張している場合には肺性心やうっ血性心不全，肺癌に伴う上大静脈症候群などが鑑別に挙げられます[4]。
- 吸気時に鎖骨上窩が陥凹する所見は，1秒量が700mL未満の閉塞性障害の存在を意味します[5]。

胸部所見

① 皮膚所見

- くも状血管腫と女性化乳房の存在は肝硬変を疑わせます。女性化乳房自体はH_2拮抗薬やカルシウム拮抗薬などの薬剤，肺癌，睾丸腫瘍が原因のこともあります。

② 胸郭変形

- COPDによくみられる前後径の拡大したビール樽状胸郭は，高齢者の胸椎圧迫骨折があるとみられることがあります。

③ 胸郭の呼吸性運動

- ポンプの把っ手運動の消失：胸郭を側方から観察した際に，1秒量が700mL未満の重症閉塞性障害の患者さんでは吸気時における鎖骨および第1肋骨の胸骨の接合部を支点としたポンプの把っ手運動の消失がみられます。
- バケツの把っ手運動の消失：同じく重症閉塞性障害の患者さんでは，正面から胸郭を観察した際の吸気時における季肋部の外・上方への拡大が消失します[1]。

腹部所見

- 呼吸器疾患の患者においても低栄養や肝硬変などにより胸腹水が貯留する場合があるので，shifting dullnessもチェックしましょう。また，肺性心になるとhepatojugular reflux＊が認められることがあります。

> ＊ hepatojugular refluxは右上腹部を数秒間軽く圧迫して，頸静脈の怒張をみて張りが速やかにひかなければ陽
> 性と解釈します。

四肢所見

■ 上肢において左右の周囲径に差があれば，顔面浮腫や前胸部の表在静脈の怒張にも注意
を払い，上大静脈症候群の可能性も考えましょう。

■ 一側上肢の感覚障害や神経根症状があればPancoast腫瘍を念頭に置きます。

■ 下腿の浮腫には多くの情報が盛りこまれます。一般的に圧痕性の浮腫があれば4.5kg
の体内水分量の増加があると考えられます。

■ 以下に，浮腫ごとの特徴や考えられる原因を示します。

---

fast edema：3本の指（示指〜薬指）で最低10秒間押して40秒未満に圧痕が消退したら，最近発症した低
蛋白血症が原因の可能性があります。

slow edema：同じ条件で押して，1分以上圧痕が残存したらうっ血が原因の可能性があります。

ガス交換と浮腫：$PaCO_2$が65mmHg以上の高炭酸ガス血症またはPaO_2が40mmHg以下の低酸素血症がある
と下腿浮腫をきたします。$PaCO_2$が50mmHgかつPaO_2が50mmHgの条件でも浮腫をきたしえます。COPD
で肺高血圧症を合併すると足首の浮腫がみられることがあります[6]。

ばち指：呼吸器疾患では大切な身体所見のひとつですが，COPDではほとんどみられません。COPD患者でばち
指をみた場合，間質性肺炎や気管支拡張症，扁平上皮癌などの合併を考えて下さい。

触診

気管短縮

■ 気管短縮の所見（甲状軟骨下端から胸骨柄までの距離が2横指未満）は過膨張を示唆し
ます。また，同部位で示指をまっすぐに挿入して，気管が左右のいずれかに偏位してい
れば，陳旧性肺結核などのような上肺野に慢性的な収縮機転を伴う病変を疑わせる所見
の存在を考えましょう。

Hoover徴候

■ 1秒量が700mL未満または呼気終末肺容量が95％以上の患者では，吸気時に肋骨角が
鋭角化します。これは患者さんを仰臥位にして両手を季肋部にしっかりとあて，深呼吸
をさせて評価するのがポイントです。

奇異性運動

■ 呼吸筋疲労がある患者さんでは，胸部と腹部の協調運動が失われます。また，多発肋骨
骨折や横隔神経麻痺がある患者さんでは，左右の胸郭運動の協調性が失われます。

rattling

■ 前胸部を手で軽く触れると，中枢気道に分泌物が多い患者さんでは波動を触れます。こ
れはrattlingと呼ばれる，中枢気道の過剰な分泌物を反映した所見で，特に長期臥床患
者さんなど自力での喀痰排出が困難な患者さんに認められます。この所見は吸痰や喀痰

排泄を促したり，呼吸リハビリテーションで体位変換や呼吸補助を指示する際の大きな
ヒントになります。

声音振盪

■ 重要な触診所見のひとつですが，患者さんが話したり歌ったりした際に，胸壁上に置い
た医師の手に感じられる振動のことです。男性でより顕著になりやすいですが，これは
低調な声のほうが肺組織を介して容易に伝達されるためと考えられています。

■ 非対称性の場合は異常所見で，一般的に肺炎を生じた側が硬化するために声音振盪は増
強します。また，肺炎に胸水を合併した場合には，胸壁と肺の距離が開くことで声音振
盪が減弱することがあります。また，半坐位にして胸骨近傍で心室の拍動を触れる場合
は，parasternal heaveという肺性心を疑う所見です。

心拍最強点

■ COPD患者さんでは一般に右室が心拍最強点をつくるため，剣状突起下に触れます。
無気肺では罹患側に移動し，重度の間質性肺炎では傍胸骨領域に偏移します。

打診

■ 気胸をチェックする場合には，鎖骨を直接叩くことで鼓音が病変部位に反映されます。
その他の部位に関しては，遠位指節間関節を1本の指で手首のスナップをきかせて叩
き，音響と指腹に伝わる感触を参考にします。

■ 打診は常に同じ高さで左右差を意識しながら行うのが肝要です。

■ 打診音は，鼓音（通常は腹部で聴取），共鳴音（正常肺で聴取），濁音（肝臓で聴取）の3種
類にわけられます。非対称性の濁音は発熱や咳のある患者の肺炎，胸部X線での異常を
示唆すると言われています。完全濁音は大量胸水や巨大腫瘍で認められ，胸水の場合に
はその直上にSkoda zoneと呼ばれる半濁音を伴う気管支音聴取域があります。半濁
音は胸膜に近い大葉性肺炎，腫瘍，無気肺，肺実質の収縮機転などで認められますが，
Skoda zoneはありません。

聴診

■ COPD患者さんでは，過膨張のために両側で呼吸音が低下していたり，両側肺底部で
極軽度の吸気早期におけるcoarse crackleを聴取することがあります。患者さんの呼
吸状態が悪化したり，発熱を訴えた場合には安定期の聴診所見と比較して病態を予測
し，どの検査が必要かを考える習慣をつけておきましょう。

4 定期的にチェックすべきデータ

血液検査
- 白血球中の好酸球比率が3%以上で，吸入ステロイドへの反応あるいは増悪した場合の全身ステロイドへの反応が良い可能性があり，日頃からチェックしておく意義があります。
- また，白血球分画の好中球数とリンパ球数の比率が，COPD患者さんでは安定期でも＞3，増悪期では＞10となります。この値が高値の場合には生命予後が悪かったり，肺癌など併存疾患の合併の可能性があるとの報告もあり，簡便にみることができる検査でありながら増悪の予知にも使用できます[7]。

肺機能検査
- COPDの診断の軸になる検査です。少なくとも年に1回はチェックすることで1秒量の低下の程度を評価して疾患の進行速度を確認することができ，治療効果判定の判断材料にもなります。一般に，1秒量の年間低下量が50mL以上の場合には進行が速いと考えます[8]。

胸部単純X線写真
- 診断時には過膨張の評価をする目的で活用し，最低でも年に1回はチェックします。喀痰や呼吸困難の悪化時には気管支拡張症の合併，気胸・肺炎の有無の評価をするのに有用です。
- 胸部正面写真での典型的な過膨張所見は横隔膜の平低化，肋間腔の開大などがあります（図3）。

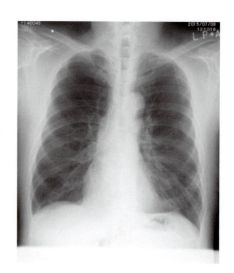

図3　COPD胸部正面写真（68歳男性）

心電図
- COPD患者さんは喫煙者が圧倒的に多いので虚血性心疾患の合併も多く，胸痛や呼吸困難の出現時にはチェックすべきです。安定期COPDに特徴的な心電図所見として，Ⅰ誘導で低電位，Ⅱ，Ⅲ，aVF誘導での肺性P，aVL誘導での陰性Pが挙げられます（図4）。急性期では，特にⅡ誘導で形の異なるP波が3つ以上みられる場合があり，これを多源性心房性頻脈と呼びます。

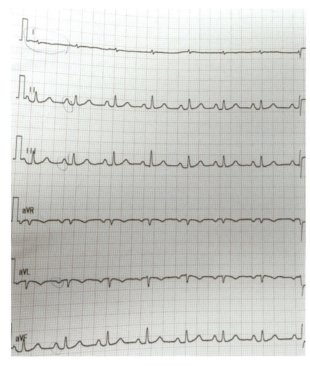

図4 COPDの典型的な心電図（81歳男性）

5　外来診療でのCOPD管理において重要なこと

■ このように，COPDの外来診療は患者さんを全人的にみていくことが常に求められます。喫煙歴のある高齢患者さんで，慢性的に咳嗽や息切れがある場合は詳細な問診・身体所見をふまえた上で鑑別疾患にも優先順位をつけてCOPDを疑い，必要な検査をオーダーして専門医とも連携しながら管理にあたることが重要です。

文献
1) 宮城征四郎, 監：呼吸器病レジデントマニュアル第4版. 医学書院, 2008, p2-14.
2) 宮城征四郎, 他：ジェネラリストのための呼吸器診療勘どころ. 医学書院, 2014, p2-13.
3) Kishaba T：J Respir Research. 2015；1(1)：1-4.
4) Tokuda Y, et al：Intern Med. 2007；46(23)：1885-91.
5) 宮城征四郎：臨病理. 1990；38：415-9.
6) Global Initiative for Chronic Obstructive Lung Disease：GOLD 2017 Global Strategy for the Diagnosis, Management and Prevention of COPD.（2018年9月閲覧）
https://goldcopd.org/gold-2017-global-strategy-diagnosis-management-prevention-copd/
7) Paliogiannis P, et al：Eur Respir Rev. 2018；27(147).
8) Nishimura M, et al：Am J Respir Crit Care Med. 2012；185(1)：44-52.

（喜舎場朝雄）

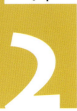

4章 治療導入後COPDの外来マネジメント

COPD急性増悪の診断と，その治療について教えて下さい

POINT

- いつもより息切れが強い，痰の量が増えた，痰が膿性になったなど，このようなサインが出現し，治療を変更する場合を「急性増悪」と呼びます。
- COPD急性増悪の原因の7割は気道感染です。原因がわからない急性増悪をみたときは，肺血栓塞栓症を忘れないことが重要です。
- 急性増悪の治療の基本はABCアプローチです。AはAntibiotics（抗菌薬），BはBronchodilators（気管支拡張薬），CはCorticosteroids（ステロイド）です。
- 抗菌薬は原則，喀痰の量が増えたもの，膿性になったもの，重症例に対して使用します。市中肺炎と同じ抗菌薬を用います。
- 過剰な酸素投与をしないように気をつけましょう。
- 非侵襲的陽圧換気療法（NPPV）は死亡率を低下させ，気管内挿管のリスクを下げます。しかし，改善しない場合は人工呼吸（IPPV）の適応となるため，安定時からの十分な説明が必要です。

1　COPD急性増悪って一体なに？

- 日本呼吸器学会によれば，COPD急性増悪の定義は「息切れの増加，咳や喀痰の増加，胸部不快感・違和感の出現あるいは増強などを認め，安定期の治療の変更あるいは追加が必要となる状態を言う」とされています。
- 具体的には，かぜ症状などを契機に（時には原因もなしに）いつもの安定期と違って咳と痰の量が増え，痰が灰色や緑色のような膿性痰に変わり，息が苦しいといった症状が出現します。喘息発作の喘鳴が聞こえることもあります。
- 感染などの刺激で好中球性の炎症が起こり，気道分泌の増加や肺胞の破壊が起こります[1]（図1）。また，喀痰の増加と粘膜浮腫で気管が狭くなり，息が吐き出しにくくなります。その結果，肺は過膨張となり呼吸機能は低下し，呼吸不全（低酸素血症）や換気不全（高二酸化炭素血症）が生じます。心負荷が増え，心不全を合併することもあります。

2　急性増悪のインパクト

- 安定していたCOPD患者さんに一度急性増悪が起きると，呼吸機能は大きく低下しま

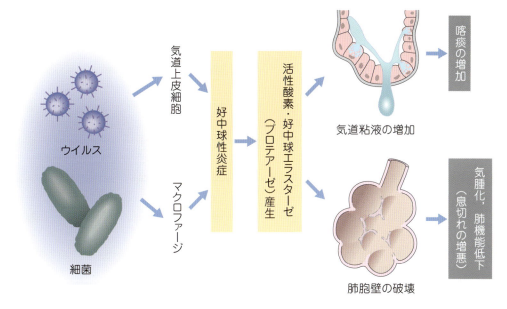

図1 COPD急性増悪のしくみ

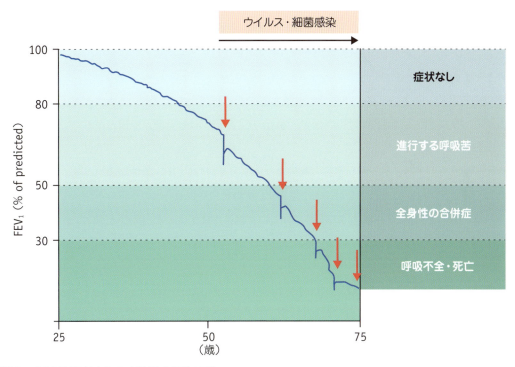

図2 COPD患者さんの1秒量の経年変化 （文献2より改変）

す。回復するのに数週間かかることもあり，不可逆的です。増悪すれば肺機能低下のペースも速くなり，急性増悪の間隔も短くなり悪循環に陥っていきます（**図2**）[2]。

- 息切れが強くなるだけでなく，前述のように全身炎症を起こした後でもあるため，筋力低下やADL低下といった症状を伴い，QOLは著しく低下します。入院となれば社会経済的にもインパクトが大きいです。

95

- そのため，急性増悪するリスクが高い場合を把握しておくことが大切です。様々な報告でも共通している最も高いリスクは「過去1年以内の急性増悪」です。その他，気流制限が強い場合［1秒量（FEV1.0）が低値］，高齢，胸部X線で気腫性変化が強い場合，血液検査で白血球総数や好酸球が上昇している場合などです。このような患者には，特に注意することが重要です[3~5]。
- 肺高血圧症や胃食道逆流症といった合併症も，急性増悪の頻度を高めると言われています[6,7]。胸部CT画像で肺動脈径／大動脈径の比が1を超える場合，肺高血圧症が疑われると言われています。急性増悪のリスクが高いため，チェックしておくとよいでしょう[7]（☞ **5章2**）。

3　急性増悪の原因

- 急性増悪の原因の7割はウイルスや細菌などの気道感染症です。その他，大気汚染や原因が特定できないものもあります。
- ウイルス感染の原因としてはライノウイルスが多く，RSウイルスがそれに続きます。もちろん，インフルエンザウイルスも原因となります。冬にはこれらのウイルス感染の予防がとても重要となります。
- 細菌感染の起炎菌としては，市中肺炎の起炎菌でもあるインフルエンザ菌，モラクセラ・カタラーリス，肺炎球菌が挙げられます。重症のCOPDでは緑膿菌が原因となることがあります。
- 大切なポイントとしては，明らかな感染の徴候がない原因不明のCOPD急性増悪をみたときは，肺血栓塞栓症を見逃さないことです[8]。心房細動の合併もみられ，右心不全がみられるとき，特に感染の契機もなく突然発症したときは注意する必要があります。

4　急性増悪の入院適応

- COPD急性増悪において，入院すべきかどうかの絶対的な基準はありません。年齢や全身状態，生活状況などによる総合判断となります。
- 在宅酸素療法を行っている患者さんや，SpO_2が90％を切る患者さんは原則入院となります。その他，心不全や不整脈などの合併症がある場合や高齢で日常生活に困難がある場合，老老介護の状況などでは急性増悪の外来治療は難しいため，入院となることが多いです。

5 急性増悪の治療はABCアプローチで

■急性増悪の治療は頭文字をとって「ABCアプローチ」と呼びます。

A：Antibiotics（抗菌薬）
B：Bronchodilators（気管支拡張薬）
C：Corticosteroids（ステロイド）

A：Antibiotics（抗菌薬）

■抗菌薬の適正使用が重要視されている今，COPD急性増悪におけるどのような事例に抗菌薬を投与するかの議論がなされています。

■ICUに入室するような重症例では，抗菌薬投与により死亡率が低下し，入院期間が短縮することがわかっており，全例投与すべきとされています[9]。

■軽症例では細菌感染を疑う場合に抗菌薬を用いることが推奨されています。細菌感染を疑う場合とはつまり，喀痰の量が増加したり色が変化した（膿性痰）場合です。膿性痰に細菌が関与している感度は94％で[10]，抗菌薬によるメリットがあると考えられます。普段から患者さんにもチェックしてもらうことが重要です。

■抗菌薬は市中肺炎に用いるものを使います。もともとCOPDが重症である場合や基礎疾患が重篤な症例では，市中肺炎の起炎菌に加え，緑膿菌などのグラム陰性桿菌をカバーした抗菌薬を用いることがあります。

処方例（市中肺炎に準じて）
〔注射〕
• アンピシリン・スルバクタム3g＋生理食塩水100mL　1日4回　7日間
• セフトリアキソン2g＋生理食塩水100mL　1日1回　7日間
〔内服〕
アモキシシリン・クラブラン酸375mg　3錠
　　　　　　　　＋
アモキシシリン250mg　3錠　分3

B：Bronchodilators（気管支拡張薬）

■急性増悪に対する気管支拡張薬治療は必須であり，SABAを用います。症状に応じて2～6時間ごとに吸入しますが，気管支攣縮が強く，循環器系などに問題がなければ30分～1時間ごとに投与することも可能です。

■最も用いられているのはネブライザー吸入液です。サルブタモール1.5～2.5mg（ベネトリン®吸入液0.5％，0.3～0.5mL），プロカテロール30～50µg（メプチン®吸入液0.01％，0.3～0.5mL）を使用します。ネブライザーで使用するには生理食塩水5mL以上で溶解するのがよいでしょう。

> **処方例**
> ベネトリン®吸入液0.5%　0.3〜0.5mL
> 生理食塩水5mL
> 30分以上あけて吸入

C：Corticosteroids（ステロイド）

- COPD急性増悪に対して，ステロイドは抗炎症作用や抗酸化作用により効果があると考えられていますが，十分には解明されていません。臨床的にはステロイドを投与すると，プラセボよりも呼吸機能の改善が早く，治療の失敗が少なく，入院期間が短くなります[11, 12]。そのため，全身ステロイド治療は必ず行います。

- 全身ステロイドの投与量は，ICUに入るような重症例でなければ，プレドニゾロンで40mgが目安とされます。経口投与と経静脈投与のいずれでも有効です。

- 重症例での至適用量は決まっていません。しかし，メチルプレドニゾロン（ソル・メドロール®）240mg／日を超える場合は予後が悪く，有害事象も増えると言われており[13]，多すぎるのはよくありません。

- わが国において，治療期間としては 10〜14日が勧められていました。しかし，2013年にREDUCE試験が発表され，COPD急性増悪に対するステロイドの5日間投与は，14日間投与に対して非劣性であることが証明されました。現在，投与期間は5日間あればよいとされています[14]。

> **処方例**
> 〔注射〕
> ・ プレドニン®40mg＋生理食塩水100mL　1日1回　5日間
> ・ ソル・メドロール®40mg＋生理食塩水100mL　1日1回　5日間
> 〔内服〕
> ・ プレドニン®5mg　6錠　分3（毎食後）　5日間

6　酸素投与

- 酸素療法は低酸素血症をきたす患者さんの呼吸苦を改善させる重要なツールである一方，COPD急性増悪をきたした患者さんはCO_2ナルコーシスに注意する必要があります。高二酸化炭素血症がある患者さんに対する酸素の過剰投与は控えるべきです。

- SpO_2で言うと88〜92％を目標とし，できるだけ少ない酸素の投与を心がけるようにしましょう。特に，救急車搬送時に大量の酸素を投与しないよう気をつける必要があります[15]。

7　急性増悪とNPPV

- 十分な薬物治療や酸素療法を行っても，呼吸状態が改善しない場合や高二酸化炭素血症をきたすような重症の場合は補助換気療法が必要となります。
- 補助換気療法にはマスクを用いた非侵襲的陽圧換気療法（NPPV）（**表1**）と，気管内挿管によるいわゆる人工呼吸（IPPV）があります。

表1　NPPVの適応基準と除外基準

適応基準（2項目以上を満たす）	除外基準
・呼吸補助筋の使用 ・pH＜7.35かつ$PaCO_2$＞45Torrを満たす 　呼吸性アシドーシス ・呼吸回数＞25回／分	・呼吸停止または極端に呼吸循環動態が不安定 ・患者が非協力的 ・頭部・顔面または胃・食道の手術直後 ・頭部・顔面に外傷または変形がある場合

- COPD急性増悪に対するNPPVは，死亡率を減らし，気管内挿管を減らすことが示されています[16]。適応がある場合は早期からNPPVが導入されることが増えていますが，それでも改善しなかった場合，いわゆる人工呼吸に切り替えるのかについては，安定時から患者さんおよびご家族と話し合っておく必要があります（☞**6章2**）。

文　献

1) Aaron SD, et al：BMJ. 2014；349：g5237.
2) Hansel TT, et al：Lancet. 2009；374(9691)：744-55.
3) Global Initiative for Chronic Obstructive Lung Disease：Global Strategy for the Diagnosis, Management and Prevention of COPD.（2018年9月閲覧）
   http://goldcopd.org
4) Müllerova H, et al：Chest. 2015；147(4)：999-1007.
5) Vedel-krogh S, et al：Am J Respir Crit Care Med. 2016；193(9)：965-74.
6) Rascon-aguilar IE, et al：Chest. 2006；130(4)：1096-101.
7) Wells JM, et al：N Engl J Med. 2012；367(10)：913-21.
8) Aleva FE, et al：Chest. 2017；151(3)：544-54.
9) Vollenweider DJ, et al：Cochrane Database Syst Rev. 2012；12：CD010257.
10) Stockley RA, et al：Chest. 2000；117(6)：1638-45.
11) Davies L, et al：Lancet. 1999；354(9177)：456-60.
12) Niewoehner DE, et al：N Engl J Med. 1999；340(25)：1941-7.
13) Kiser TH, et al：Am J Respir Crit Care Med. 2014；189(9)：1052-64.
14) Leuppi JD, et al：JAMA. 2013；309(21)：2223-31.
15) Austin MA, et al：BMJ. 2010；341：c5462.
16) Ram FS, et al：Cochrane Database Syst Rev. 2004；(1)：CD004104.

（大藤　貴）

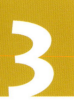

4章 治療導入後 COPDの外来マネジメント

発熱や呼吸困難をきたした患者さんの診察・検査の進め方を教えて下さい

POINT

- ▶ COPD患者さんが発熱，呼吸困難で救急外来に来院した場合は，①呼吸器疾患，②感染症（呼吸器感染症・非呼吸器感染症），③合併症（呼吸器合併症・非呼吸器合併症）など，原因をわけて考える必要があります。
- ▶ 患者さんが呼吸困難を訴えて救急受診をしたときは，生命に関わる重篤な疾患が潜んでいる可能性があります。まずはABC（Airway，Breathing，Circulation）がしっかり保たれているか確認しましょう。患者さんの状態によっては，原因のワークアップよりも状態の改善が優先されます。
- ▶ 呼吸困難や増悪のため頻回に受診する場合はACOを考え，喘息の併存も考慮に入れた治療を検討しましょう。
- ▶ 発熱に関しては①感染症（呼吸器・非呼吸器），②非感染症にわけて考えましょう。
- ▶ 感染症による発熱の場合は，喀痰のグラム染色が治療に役立つと考えられます。

1 鑑別と治療の進め方

- COPD患者さんが呼吸困難を訴えて来院した場合，まずは患者さんが重篤な状態でないことを確認してから原因精査を行って下さい。高度な低酸素血症，血圧低下，高度の徐脈・頻脈などは重篤な疾患が隠れているサインです。患者さんの状態を悪化させている原因のワークアップを始める前に，バイタルサインの安定化に努めましょう。
- バイタルサインを安定化させた後に，重篤な呼吸困難に陥りやすく，一刻を争うものから鑑別していくこととなります。異物・腫瘍による気道閉塞，気胸，肺血栓塞栓症は窒息や心肺停止に陥る可能性のある重症度・緊急度がともに高い疾患です。
- 呼吸困難や発熱に対しては，患者さんのバイタルサインに問題がなければ，原因ごとに鑑別を進めて治療を行います。低酸素血症を伴う場合は，高炭酸ガス血症に注意しながら酸素投与を行いましょう。
- 血圧低下に対しては輸液を行い，重篤な血圧低下に対しては昇圧薬などの投与も考慮します。
- 呼吸による胸郭の動きに左右差があり，血圧が低下して低酸素血症を伴っている場合は緊張性気胸の合併を疑います。心肺停止のリスクが高い状態ですので，急激に生じた胸

痛と呼吸困難の際には虚血性心疾患と並んで鑑別すべき病態です。

2 COPD患者さんの呼吸困難へのアプローチ

■ COPD患者さんにおける呼吸困難の原因を**表1**に示しました。

■ 呼吸困難の原因は①非感染性疾患（a.呼吸器疾患，b.非呼吸器疾患，c. 精神的な問題），②感染性疾患（a.呼吸器感染症，b.非呼吸器感染症）にわけられます。

表1 COPD患者さんにおける呼吸困難の原因

1. 非感染性疾患
a. 呼吸器疾患
COPDの急性増悪，併存する気管支喘息（ACO）の発作
気胸，気道閉塞，肺癌の合併（癌性胸膜炎・癌性胸水）
b. 非呼吸器疾患
肺高血圧症，肺血栓塞栓症，心不全，胸水貯留（悪性腫瘍の合併・心不全）
c. 精神的な原因による呼吸困難
2. 感染性疾患
a. 呼吸器感染症
細菌感染症（肺炎球菌・インフルエンザ桿菌が多い），気管支炎，インフルエンザ
b. 非呼吸器感染症

非感染性疾患

呼吸器疾患

■ COPDの急性増悪，併存する気管支喘息（Asthma and COPD Overlap；ACO）の発作，気胸，肺血栓塞栓症，悪性腫瘍による気道閉塞などが挙げられます。

・COPDの急性増悪

■ COPDの急性増悪に関しては**4章2**を参照して下さい。去痰薬や気管支拡張薬の調整，COPD急性増悪期に対する治療が必要になります。

・ACOの発作

■ 喘息合併（ACO）の患者さんは頻回に救急受診・入院される傾向にあるようです[1]。患者さんが頻回に呼吸困難を訴えて受診するようならば，喘息を合併したACOの可能性を考え，喀痰中の好酸球数や病歴［季節や気候の変化による増悪・日内変動（早朝に悪化しやすい）・アレルギー歴］なども参考にして診断・治療にあたりましょう。場合によっては，喘息の治療を目的として症状安定期の治療薬の変更（吸入ステロイドの併用）も検討すべきでしょう。

・気胸の合併（X線写真，CT画像）

> **症例①　74歳，男性**
>
> ● 呼吸困難と左胸部の重さを主訴に来院。呼吸数30回/分，来院時SpO₂ 95%（2L/分 nasal）。
>
> 呼吸音：左胸部全体で低下。打診で左胸部は鼓音を呈する。
>
> 胸部X線：左肺の著名な虚脱を認める（**図1**）。
>
> CT：左肺は虚脱。右肺は全体に気腫を認める（**図2**）。
>
>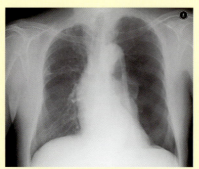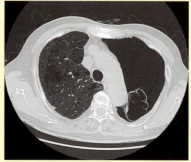
>
> **図1**　症例1の胸部X線写真　　**図2**　症例1のCT画像

- COPD患者さんが急激に悪化する呼吸困難を訴えて来院した場合，気胸が生じた可能性があります。SpO₂やバイタルサインが安定していることを確認後，呼吸音の左右差や胸郭の動きの左右差，皮下気腫の有無に特に注目して身体診察を行います。気胸の程度が大きい場合は胸腔ドレナージも検討されます。この場合，<u>呼吸困難や低酸素血症に対して気胸を解除せずに陽圧換気療法を行うのは危険です</u>。

・悪性腫瘍の合併（悪性腫瘍による気道閉塞，癌性胸膜炎・癌性胸水）

- COPD患者さんの20～33％が合併した悪性腫瘍により死亡すると報告されており，そのほとんどの原因が肺癌と言われています[2,3]。
- 特に，COPD患者さんで合併しやすい扁平上皮癌は気管や比較的太い気管支に近い中枢気道側にできやすいと言われています。治療でなかなか消失しない単調なwheezeや吸気・呼気双方で聴取する連続性雑音を認めた際には悪性腫瘍など気道を狭窄・閉塞する疾患の併存を考慮したほうがよいと思われます。また，COPD患者さんに新たにばち指の出現を認めた場合は肺癌合併が疑われるとされ，胸部CTなどでの適切な評価が必要となります。
- 呼吸困難を訴えた患者さんの胸部X線写真で胸水貯留を見た際には，悪性腫瘍の合併による癌性胸膜炎も鑑別に挙げる必要があります。

非呼吸器疾患

- COPD患者さんは肺高血圧症をきたすリスクが高いとされています。肺高血圧症の合併は労作時呼吸困難の悪化をきたします。著しい低酸素状態となる場合は在宅酸素療法の導入などを検討し，場合により肺移植の対象となることもあります[4]。また，

COPD患者さんは心不全も合併しやすいとされています[5]。下腿浮腫，労作時呼吸困難の悪化や夜間に悪化する起坐呼吸を認めた際には心不全の合併を疑い，BNP測定や心エコーによる評価を行いましょう。

精神的な問題

■ COPD患者さんのうつ病合併率は驚くほど高いことがわかっています[6]。COPD患者さんの80％程度が不安やうつに関連する問題を抱えており，これらの精神的問題に対して治療がなされているのはたったの31％であるとされています。

■ また，うつ病の併存は死亡率のハザード比が1.93倍で，入院期間が長く，強い症状があると報告されています[7]。頻回受診がある場合や強い症状を訴える場合は，精神的なサポートや精神科の介入を検討してもよいかもしれません。

感染性疾患

呼吸器感染症

■ 特に呼吸器感染症の場合，COPD患者さんでは肺炎でも高度な肺気腫のため明らかな陰影を呈さないことがあります。喀痰の量の増加，色調の変化（黄色調），グラム染色所見なども参考にするとよいでしょう。呼吸器感染症の対応に関しては下記の発熱へのアプローチに譲ります。

非呼吸器感染症

■ 非呼吸器感染症により呼吸困難をきたすことがあります。特に，敗血症を生じた場合は呼吸器に問題がなくてもSpO_2が低下することが知られています。身体診察や病歴聴取は呼吸器系だけでなく他の臓器感染症がないかについても注目して行う必要があるでしょう。

3 COPD患者さんの発熱へのアプローチ

■ COPD患者さんにおける発熱の原因を**表2**に示します。

■ 発熱の原因については，①感染症によるもの，②非感染症によるものにわけて考えましょう。

表2 COPD患者さんにおける発熱の原因

1. 感染症
a. 細菌感染症（肺炎，気管支炎）
b. 結核
c. ウイルス感染症（インフルエンザ）
d. その他の感染症（抗菌薬曝露による偽膜性腸炎）
2. 非感染症
偽痛風，肺動脈血栓症，悪性腫瘍

感染症による発熱

■ 感染症が疑われ，患者さんのバイタルサインが安定しない場合や呼吸困難が強い場合は後方病院への紹介を検討します。その上で，次のようなものが鑑別として挙げられます。

細菌感染症（肺炎，気管支炎）

■ バイタルサインが安定している肺炎・気管支炎に対しては，可能であれば喀痰のグラム染色を行い，適切な抗菌薬を選択して治療を開始します。起炎菌として，本邦の報告では最多なものから順に*Streptococcus pneumoniae*（グラム陽性双球菌），*Haemophilus influenzae*（グラム陰性球桿菌）と言われており，通常の市中肺炎よりは*Haemophilus influenzae*の割合が高いと言われています[8]。

結核

■ 重症のCOPD患者さんには吸入ステロイドの投与が検討されたり，急性増悪を生じた場合は全身ステロイドが投与されたりします。気道の局所や全身的な免疫抑制状態を生じやすいと考えられ，活動性結核を生じるオッズ比が一般人口に対して2.2（95% CI 1.2〜4.1）と報告されています[9]。

■ 慢性的な微熱や盗汗，体重減少が生じた場合は結核の合併も疑う必要があります。喀痰抗酸菌検査や画像検査が手がかりとなりますので，患者さんが喀痰を主訴に来院された場合などには喀痰抗酸菌検査を提出することをお勧めします。また，半年〜1年に1度の胸部X線のフォローは肺癌の除外にも役立ちますので定期的に行うことをお勧めします。

ウイルス感染症（インフルエンザ）

■ ウイルス感染症が疑われる場合は対症療法が中心になると思われますが，インフルエンザ感染の流行期には，患者さんの状態に応じて抗インフルエンザ薬の投与も検討対象に入るかと思われます。また，インフルエンザに対するワクチン接種はインフルエンザ感染による急性増悪のリスクを低下させると言われているため[10]，積極的に接種を勧めるべきと考えられます。

■ COPD急性増悪の最多の原因はウイルス感染症と言われており，急性増悪に対する治療を併用することもあります。

その他の感染症（菌交代現象，偽膜性腸炎）

■ COPD患者さんは呼吸器感染症をきたしやすく，抗菌薬に曝露される機会が比較的多くなっています。抗菌薬に曝露されると菌交代現象が生じ，弱毒菌による感染症が生じやすくなります。偽膜性腸炎は抗菌薬曝露により生じる抗菌薬起因性腸炎で，*Clostridium difficile*が原因とされています。抗菌薬曝露があり，悪臭のある下痢や腹痛がある方では疑ったほうがよいでしょう。

■ 治療としてはメトロニダゾール，バンコマイシンなどの投与が必要となります。また，施設利用患者さんならば適切な接触感染予防策を講じる必要があります。

非感染症による発熱

■ 非感染症としては偽痛風や肺動脈血栓症などが挙げられます。偽痛風は特に急性増悪などによる入院後に体を動かさなくなることが契機となる場合が多いようです。入院治療中や，ややADLの低下した患者さんに関節痛を伴う発熱を認めた際には偽痛風を疑い，どこが痛むのかを診察して鎮痛薬や抗炎症薬（場合によりステロイド）の投与を検討します。筆者の感覚としては，呼吸困難や感染症による安静を契機とする胆道系感染症もやや増えるような印象がありますが，エビデンスはないようです。

■ 肺動脈血栓症も発熱の原因精査で鑑別に挙がります。急激な低酸素血症や下腿浮腫と下腿の把握痛が生じた場合は肺動脈血栓症を疑い，速やかに後方病院に紹介する必要があります。

文 献

1) de Marco R, et al：Eur Respir J. 2015；46(3)：671-9.
2) Hansell AL, et al：Eur Respir J. 2003；22(5)：809-14.
3) Mannino DM, et al：Eur Respir J. 2006；27(3)：627-43.
4) 日本循環器学会，他：循環器病の診断と治療に関するガイドライン（2011年度合同研究班報告）肺高血圧症治療ガイドライン（2012年改訂版）. p42-5.
5) Hawkins NM, et al：Eur J Heart Fail. 2009；11(2)：130-9.
6) Kunik ME, et al：Chest. 2005；127(4)：1205-11.
7) Ng TP, et al：Arch Intern Med. 2007；167(1)：60-7.
8) Shimizu K, et al：Int J Chron Obstruct Pulmon Dis. 2015；10：2009-16.
9) Inghammar M, et al：PLoS One. 2010；5(4)：e10138.
10) Poole PJ, et al：Cochrane Database Syst Rev. 2006；(1)：CD002733.

（根井雄一郎）

4章 治療導入後 COPDの外来マネジメント

非専門医と呼吸器専門医の連携はどのように行えばよいでしょうか？

POINT

- ▶ COPD患者さんの多くは非専門医に診療されています。しかし，COPDは評価が難しいだけでなく，進行性の疾患であり，また増悪する危険があることを意識する必要があります。
- ▶ このため呼吸器専門医との連携は，COPDの適切な管理のために診断時から末期まで長期にわたり必要になります。
- ▶ 呼吸器専門医では診断の確定，病状の把握，治療方針の決定・変更，増悪時管理が期待できます。
- ▶ 診断確定後は，安定期，増悪期また終末期それぞれで非専門医と呼吸器専門医での役割分担が必要です。
- ▶ COPDの症状が進行し，日常生活に支障をきたすようになった患者さんには呼吸器専門医だけでなく，地域での医療・看護・介護・福祉等の多職種連携，地域包括ケアとの連携も検討して下さい。

1 初期診療での呼吸器専門医との連携

- ■ 初期診療でCOPDを疑ったら，診断確定が必要です。スパイロメトリーが必須で，鑑別診断も重要です。自院での検査が難しいときには，お近くの呼吸器専門医での診断をお願いしましょう。
- ■ COPDは進行します。長くお付き合いできる呼吸器専門医との連携をお勧めします。
- ■ COPD診断確定後の治療方針の決定や，治療が奏効しない際にも相談しましょう。

【呼吸器専門医・病院の選び方】
- ◉ 長いお付き合いになりますので患者さん本人だけでなく，ご家族も交えて相談しておきましょう。
- ◉ 増悪期，また進行すれば呼吸不全にも至りますので救急時対応も可能な病院がよいでしょう。患者さんの自宅から交通の便が良いところ，医療連携室がしっかりしている病院はその後の連携を楽にします。
- ◉ 受診が決まれば，電話・病院ホームページ等で新患受付日，受付時間，予約の有無を確認することで，その後の患者さんの動きは簡単になります。
- ◉ COPDでは併存・合併症の問題から呼吸器科以外の専門医に相談することも多いため，その際に同じ病院での対応が見込めれば安心です。

> **【呼吸器専門医との「顔の見える連携」の勧め】**
> ◉ 呼吸器専門医への診療情報提供書を介した診療依頼は他疾患でも行われています。しかし，COPDでは急性増悪をきたす危険があるということを含め，平素からの連携が必要です。
> ◉ 医師もお互い人間ですので「顔の見える連携」をお勧めします。地域での医師会をはじめ，呼吸器系の講演会に出席しましょう。呼吸器専門医と積極的に挨拶，名刺交換をすることも連携の一環です。

2 安定期での呼吸器専門医との連携

■ 診断が確定され，治療方針が決定した後の安定期診療は全身管理なども含め，非専門医の役目です。

■ 非専門医は症状観察，併存・合併症の管理，禁煙指導，運動指導を行い，また感染予防に留意しましょう。

■ 安定期診療でも既に増悪期を経験した患者さんでは，より注意が必要です[1]。症状が比較的安定していても，定期的な呼吸器専門医の受診を勧めましょう（半年〜1年に1度）。それにより専門的評価や治療方針の修正が得られやすく，また増悪時の対応を依頼しやすくなります。

■ 治療に反応しない際にも呼吸器専門医に相談しましょう。

■ 他疾患で手術の相談が必要になったときも，呼吸器専門医の意見を求めることは重要です。

■ なるべく長い期間を安定期として過ごせることを目標にします。増悪時には早めに呼吸器専門医に相談できる体制を維持しましょう。

3 増悪期での呼吸器専門医との連携

■ 急性増悪の際，自院での加療が不安な場合，または自院での治療に反応しない場合には呼吸器専門医に相談しましょう。

■ 特に，急性増悪の既往を持つ患者さん，在宅酸素療法を行っている患者さんなどADLの低い患者さんを診た際には，迅速に呼吸器専門医へ協力を依頼しましょう。

4 増悪期の治療後，再度安定期を得られた後の非専門医の対応

■ 今後の増悪を予防するための治療方針・再教育について呼吸器専門医との役割分担を検討する必要があります。

- 在宅酸素療法が導入された際には，その後の管理が必要です。
- 呼吸困難の進行により定期的な受診が困難になることがあります。このようなADL低下をきたした患者さんには，介護保険を導入した上で，地域での多職種による包括的な支援をお勧めします。これにより介護タクシーの利用も容易になります。病状によっては訪問診療・在宅管理も検討します。
- COPDに関連した社会的支援には以下のものがあります。

COPDに関連した社会的支援

1）介護保険

COPD患者さんの場合「特定疾病」に該当しますので，40歳以上であれば介護保険の申請が可能です（第2号被保険者）。

2）身体障害者福祉法

市町村の福祉事務所あるいは障害福祉課に申請し，呼吸器障害者として指定医による障害程度の認定が必要です（呼吸機能，血液ガス分析を含む）。申請時には呼吸器専門医が「指定医」であるかの確認をして下さい。税の控除，ネブライザー給付にも役立ちます。

- 終末期への対応をご家族，呼吸器専門医と相談しておく必要もあります。

5　COPDの治療管理と地域多職種との連携

- 時代は少子高齢化を背景に，地域包括ケアシステムの形成に向かっています。
- COPDは肺の疾患ですが，急性増悪，併存・合併症の影響を受けながら進行し，ADLの低下をまねきます。安定期をなるべく長く維持するためには呼吸器専門医との連携はもとより，地域での医療・看護・介護・福祉等の多職種連携，さらには町内会など地域住民の相互扶助（見守り・声かけ・生活支援）も視野に入れておく必要があります。
- 地域での多職種連携を具体化させるには，ケアマネジャー，地域包括支援センターへの連絡・相談が近道です。

家族との連携

- COPD管理においてご家族はとても重要な役割を担います。禁煙もご家族の協力があればより効果的です。またCOPDの併存・合併症と他の全身疾患は重複することから，平素の食事，栄養管理，運動，服薬の実施に関する協力だけでなく，日常生活での細かな症状変化などの情報が医療対応の変更につながることも多くあります。
- 呼吸器専門医では「在宅管理ノート」を用いてご家族・非専門医と連携を図ることも多くあります。

地域包括支援センターとの連携

- 急に患者さんの生活支援が必要になった際に相談に乗ってくれます。
- 現在「地域包括ケアシステム」が提唱され，実現に向けて様々な準備がなされています。地域包括支援センターは，その中核とされています。COPDに限らず，今後，身体的に支援が必要な方々を守っていくために地域ごとの医療・看護・介護・福祉，さらには住民と協力して医療活動をする時代であると意識することが重要です。

介護保険・ケアマネジャーとの連携

- COPD患者さんが通院できる状況でも，ADL低下が予測されたら介護保険の導入をお勧めします。認定後はケアマネジャーを介して介護保険関連事業者により日常の生活支援・環境改善が行われ，その他にもリハビリテーションの実施，訪問看護師との連携が容易になります。また，独居でも自宅での患者さんの生活状況を把握しやすくなります。

薬剤師との連携

- COPDの治療では吸入療法が重要ですが，吸入デバイスの選択が適切か，吸入方法が適切に施行されているかを確認するには外来だけでは不十分なこともあります。吸入薬指導を依頼して，薬剤師の面前で実施してもらうことも重要です。他科受診の機会も多いCOPD患者さんの服薬管理に重要な役割を担います。

看護師との連携

- 院内においても，患者さんの訴えが診察室内の話だけでは終わっていなかったことをよく経験します。看護師のみでなく院内のコメディカルとの情報交換は重要です。
- 一方で，COPDが進行し通院不能に至った状況では，訪問看護ステーションの看護師が重要な役割を担います。医療知識を活かした住居環境の改善，生活指導や症状・病状の変化，対応の報告によりさらに迅速な医療対応につなげてくれます。
- また，終末期のCOPDの在宅管理時にも欠かせない存在です。

理学療法士・作業療法士・言語聴覚士との連携

- COPDに対する「呼吸リハビリテーション」は重要ですが，実際の外来診療内での実施はなかなか困難です。
- 一方で，介護保険制度を利用してのリハビリテーション導入は難しいものではなくなります。専門的な呼吸リハビリテーションでなくても，全身状態，筋力維持を期待できます。担当ケアマネジャーと相談して導入を検討して下さい。また，その際の指示書においてコンディショニング，ADLトレーニング，全身持久力・筋力トレーニング，さらには呼吸トレーニングからなる運動療法を指示して下さい。
- 嚥下に支障のある場合には言語聴覚士も頼りになります。

歯科医師との連携

- 歯周病の予防は近年，糖尿病，嚥下性肺炎の予防に重要であることが認められています。また関連が疑われる他の全身性疾患は，COPDの併存・合併症と重なります。良好な口腔環境の維持は栄養管理面，全身状態の維持のために無視できない項目です。

通所介護・短期入所

- 施設内での入浴・食事・レクリエーションを含んだ通所介護は定期的な運動の実施を可能とします。また，介護するご家族の時間的余裕を生み出します。運動維持プログラムを実施する際には，病院での監視下で行えるような比較的強度が高い運動プログラムは維持が難しいものの，自宅(訪問)に比べ運動機器などにより効率的なプログラムが実施可能です。

在宅酸素療法，換気補助機器の事業所との連携

- COPDの経過で慢性呼吸不全と判定された後に導入される在宅酸素療法は，社会的にも認知され十分な実績を積んできていると考えます。特にわが国では在宅酸素療法を導入している患者の半数近くがCOPDとの報告もあります[2]。
- 一方で災害時，特に停電が起こると機械の運転は停止するため，バックアップ用の酸素ボンベの供給体制を含め，施行業者と相談しておくことが重要です。災害時アクションプランには限界もありますが，薬剤備蓄，平素の呼吸トレーニングも含めて機会があれば話題にすることも必要です。

- 最後に，COPD患者さんの管理を行う上での非専門医，呼吸器専門医および地域多職種の役割についてまとめました(図1)。

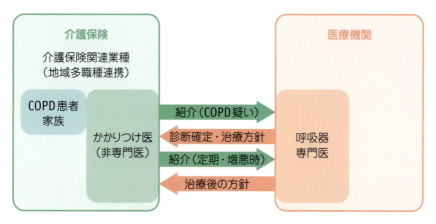

図1　COPDの治療管理と地域多職種との連携

文献

1) 日本呼吸器学会COPDガイドライン第5版作成委員会：COPD（慢性閉塞性肺疾患）診断と治療のためのガイドライン 2018. 第5版. メディカルレビュー社, 2018.
2) 日本呼吸器学会／厚生労働省・呼吸不全に関する調査研究班：在宅呼吸ケア白書. 2013.

（鈴木淳夫）

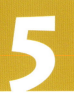

4章 治療導入後COPDの外来マネジメント

5 インフルエンザワクチン，肺炎球菌ワクチンは打つべきでしょうか？

POINT

- 日本では，インフルエンザワクチン・肺炎球菌ワクチン（23価肺炎球菌莢膜多糖体）はともに定期接種（B類疾病）に位置づけられています。
- 肺炎球菌ワクチンには，23価肺炎球菌莢膜多糖体ワクチン（PPSV23）と13価肺炎球菌結合型ワクチン（PCV13）の2種類があります。
- COPD患者さんに対するインフルエンザワクチン接種は，COPD急性増悪を減少させ，費用対効果にも優れます。
- COPD患者さんに対する肺炎球菌ワクチン接種は，市中肺炎発症の低下，COPD急性増悪の減少などの効果が期待されます。
- インフルエンザワクチンおよび肺炎球菌ワクチンは，併用接種することでより高い有効性が期待されます。

1 日本におけるインフルエンザワクチン，肺炎球菌ワクチンの位置づけ[1]

- 日本の予防接種には，法律に基づいて市区町村が主体となって実施する「定期接種」と，希望者が各自で受ける「任意接種」があります（☞詳細は文献2のURL参照「日本の定期／任意予防接種スケジュール」）。
- 定期接種は，A類疾病（集団予防を目的とする感染症）とB類疾病（個人予防を目的とする感染症）に分類されており，本項で対象とするインフルエンザワクチンおよび肺炎球菌ワクチン（23価肺炎球菌莢膜多糖体）は，どちらも「定期接種（B類疾病）」となっています[2]。

定期接種対象者
インフルエンザワクチン：毎年1回接種可能
- 65歳以上
- 60歳以上65歳未満の者であって一定の心臓，腎臓もしくは呼吸器の機能またはヒト免疫不全ウイルスによる免疫機能の障害を有する者

肺炎球菌ワクチン（23価多糖体）：未接種の場合，定期接種として1回接種可能
- 当該年度内に65歳，70歳，75歳，80歳，85歳，90歳，95歳，100歳になる者
- 60歳以上65歳未満の者であって一定の心臓，腎臓もしくは呼吸器の機能またはヒト免疫不全ウイルスによる免疫機能の障害を有する者

- 多くのCOPD患者さんは65歳以上の高齢者ですので，インフルエンザワクチンおよび肺炎球菌ワクチン（23価多糖体）ともに定期接種対象者となる方が多いと思われます。COPD患者さんへの積極的なワクチン接種勧奨が望まれます。

- 肺炎球菌ワクチンの公費負担については，厚生労働省HP「肺炎球菌感染症（高齢者）」のQ＆A内で，肺炎球菌ワクチン公費負担対象者について下記のように記載があります[3]。

> 『平成27年度から平成30年度までは，該当する年度に65歳，70歳，75歳，80歳，85歳，90歳，95歳，100歳となる方と，60歳から65歳未満の方で，心臓，腎臓，呼吸器の機能に自己の身辺の日常生活活動が極度に制限される程度の障害やヒト免疫不全ウイルスによる免疫の機能に日常生活がほとんど不可能な程度の障害がある方は定期接種の対象となります。ただし，既に「ニューモバックスNP（23価肺炎球菌莢膜ポリサッカライドワクチン）」を接種したことがある方は，対象とはなりません。また，現時点では，定期の予防接種を受ける機会は，平成30年度までの該当する年齢となる年度のみとなります。』

- 2019年4月以降は，「肺炎球菌ワクチン公費負担」に関して，新たな制度への移行が想定されます。患者さんがお住まいの自治体の最新情報を必ずご確認下さい。

2 インフルエンザワクチンの種類

- 毎年接種が行われている「季節性インフルエンザワクチン」と新型インフルエンザ流行時（パンデミック）に使用される「パンデミックワクチン」があります。本項では，主に毎年接種が推奨される「季節性インフルエンザワクチン」を対象とします。また，単に「インフルエンザワクチン」と記載している場合は「季節性不活化インフルエンザワクチン」を指すものとします。

- 2018年現在，本邦で承認されているインフルエンザワクチンは，4価不活化ワクチンです[4]。

- 4価の内訳は，A亜型2種類＋B亜型2種類の合計4種類となっています。毎年のこれら4種類のワクチン株の選定は，世界保健機関（WHO）の北半球における推奨株および日本国内の状況をふまえて決定されています。2017/2018冬シーズンのインフルエンザワクチン株は以下の通りでした。

2017/2018冬シーズンインフルエンザワクチン株
- A/Singapore（シンガポール）/GP1908/2015（IVR-180）（H1N1）pdm09
- A/Hong Kong（香港）/4801/2014（X-263）（H3N2）
- B/Phuket（プーケット）/3073/2013（山形系統）
- B/Texas（テキサス）/2/2013（ビクトリア系統）

- 2014/2015冬シーズンまでのインフルエンザワクチンは3価ワクチン（A亜型2価＋B亜型1価）でした。2015/2016冬シーズンから，日本では現在と同様の4価不活化ワクチンが接種されています。

- 世界では弱毒点鼻生ワクチンも販売されていますが，日本国内では未承認であり，COPD患者さんの多くを占める高齢者が接種対象とはならないため本項では触れません。

> **インフルエンザワクチンに関するエビデンスを参照する際の注意点**
> - 現時点でのインフルエンザワクチンに関するエビデンスの多くが，従来の3価ワクチンに関するものとなっています。
> - また，「不活化ワクチン」と「弱毒生ワクチン」のどちらのワクチンを対象としているかにも注意が必要です。インフルエンザワクチンに関するエビデンスを参照する際には，対象としているワクチンの種類にも気をつけて下さい。

3 　肺炎球菌ワクチンの種類

- 2018年現在，日本で承認されている肺炎球菌ワクチンには下記の2種類があります[5]。

> - 23価肺炎球菌莢膜多糖体ワクチン（ニューモバックス®NP）（以下，PPSV23）
> - 13価肺炎球菌結合型ワクチン（プレベナー13®水性懸濁注）（以下，PCV13）

2種類の肺炎球菌ワクチンの違い

免疫原性

- PPSV23は肺炎球菌莢膜多糖体を精製し，そのまま抗原として使用しています。一方PCV13は，肺炎球菌莢膜多糖体にキャリア蛋白を結合させたワクチンで，T細胞を介した免疫を惹起することにより，免疫力の低下した高齢者でも優れた免疫応答を引き起こすように工夫されたワクチンです。

含まれる肺炎球菌の種類

- 肺炎球菌には，現在のところ93種類の血清型が知られており[3]，PPSV23は23種類，PCV13は13種類の肺炎球菌に対するワクチンとなっています。

> **含まれる肺炎球菌**
> - **PPSV23**：1, 2, 3, 4, 5, 6B, 7F, 8, 9N, 9V, 10A, 11A, 12F, 14, 15B, 17F, 18C, 19A, 19F, 20, 22F, 23F, 33F
> - **PCV13**：1, 3, 4, 5, 6A, 6B, 7F, 9V, 14, 18C, 19A, 19F, 23F

日本の臨床現場で問題となっている肺炎球菌のカバー率

- Fukusumiら[6]の日本からの報告では，2013年4月から2015年3月の間に日本の10道県の医療機関から分離された侵襲性肺炎球菌感染症由来株の血清型を検討したところ，それぞれの肺炎球菌ワクチンでカバーされている血清型の割合は，PCV13が46%，PPSV23が66%でした。小児および成人領域の肺炎球菌ワクチン接種状況によって，日本で流行する肺炎球菌の血清型が経時的に変化することが想定されますので，今後の推移を注意深く観察していく必要があります[7]。

肺炎球菌結合型ワクチンに関するエビデンスを参照する際の注意点

- 肺炎球菌結合型ワクチンは，世界ではこれまで7価（PCV7），10価（PCV10），13価（PCV13）の3種類が使用されてきました。そのため，肺炎球菌結合型ワクチンのエビデンスを参照する際には，どのタイプのワクチンを対象とした研究であるのかを確認する必要があります。

---

4 COPD患者に対するインフルエンザワクチンの有効性に関するエビデンス

- 65歳以上の患者を対象としたインフルエンザワクチンの大規模臨床試験結果[8]では，インフルエンザや肺炎による入院を27%減少（調整オッズ比, 0.73；95%CI 0.68～0.77）させ，死亡リスクを48%減少（調整オッズ比, 0.52；95%CI 0.50～0.55）させたことが報告されています。

- それでは，COPD患者に対するインフルエンザワクチン接種はどのような効果が期待されるのでしょうか。COPD患者に対するインフルエンザワクチンの効果について解析されたコクランレビュー[9]では，以下のように報告されています。

①インフルエンザワクチン接種は，COPD患者の急性増悪を減少させる

- インフルエンザワクチン接種群はプラセボ接種群と比較して，COPD急性増悪回数を有意に減少させました。〔weighted mean difference（WMD）−0.37, 95%CI −0.64～−0.11, $P=0.006$〕。この効果は，インフルエンザワクチン接種後3～4週間以降の急性増悪を有意に減少させることによるとされています。

②COPD患者に対する不活化インフルエンザワクチン接種は費用対効果に優れる

- Wongsurakiatら[10]のタイ王国からの報告（2004年）によると，COPD患者に対するインフルエンザワクチン接種によるコスト削減効果は軽症群，中等症群，重症群のすべてに認められますが，重症群でより費用対効果に優れることが示されました。その理由として，COPD患者のインフルエンザ関連急性気道感染症のコストのうち，90%が入院患者由来のものであったこと，さらに入院患者のコストの90%が人工呼吸管理を必要とする患者で占められていたことが挙げられています。

③インフルエンザワクチン接種による副作用は軽微であり，多くのCOPD患者で有益性が危険性を上回ると考えられる

- 不活化インフルエンザワクチン接種群では，接種後早期（接種後〜3週間まで）に一時的で軽微なワクチン接種局所の副反応は増加しますが，この期間のCOPD急性増悪回数が増加することはありませんでした[9]。
- 他のワクチンにも認められるような，局所の発赤，疼痛，発熱等は一定程度認められる例がありますが，COPD患者が不活化インフルエンザワクチン接種によって得られる有益性が，副作用の危険性を上回ると考えられます。

- 以上より，COPD患者へのインフルエンザワクチン接種は，明らかな接種不適当者でない限り，推奨されると考えてよいでしょう。

5 COPD患者に対する肺炎球菌ワクチンの有効性に関するエビデンス

- PPSV23の有効性については，2010年にMaruyamaら[11]が日本から報告しています。ナーシングホーム居住高齢者を対象とした研究で，PPSV23接種群がプラセボ接種群と比較して，統計学的に有意に肺炎球菌による肺炎の発症が少なく［14（2.8％）vs. 37（7.3％），$P<0.001$］，肺炎球菌性肺炎による死亡例も少なかったとのことです［0％（0/14）vs. 35.1％（13/37），$P<0.01$］。
- PCV13の有効性については，2015年にBontenら[12]がオランダから報告しています。65歳以上の成人を対象とした二重盲検ランダム化比較試験で，PCV13接種群とプラセボ接種群とで比較されました（**表1**）[11]。

表1 PCV13接種群とプラセボ接種群の比較

	PCV13接種群のプラセボ接種群に対する減少率（Modified intention-to-treat解析）
PCV13に含まれる血清型の肺炎球菌による市中肺炎	37.7％
菌血症を伴わない非侵襲性市中肺炎	41.1％
侵襲性肺炎球菌感染症	75.8％

（文献11より改変）

- PCV13に含まれる血清型の肺炎球菌性肺炎を有意に減少させましたが，日本で流行している肺炎球菌の血清型がどのようなものであるかに有効性が依存する可能性についても考慮が必要です。
- それでは，COPD患者に対する肺炎球菌ワクチンの接種はどのような効果が期待されるのでしょうか。

- COPD患者に対する肺炎球菌ワクチンの効果について解析されたコクランレビュー[13]では，以下のように報告されています。

① COPD患者に対する肺炎球菌ワクチン接種は，市中肺炎発症を低下させる

- コントロール群と比較して，肺炎球菌ワクチン接種群の市中肺炎発症のオッズ比は0.62（95% CI 0.43～0.89）と報告されています。
- 1例の市中肺炎発症を予防するのに必要な肺炎球菌ワクチン接種患者数は21（95% CI 15～74）でした。

② COPD患者に対する肺炎球菌ワクチン接種により，死亡を低下させるエビデンスは得られなかった

- コントロール群と比較して，肺炎球菌ワクチン接種群の心肺疾患が原因となる死亡のオッズ比は1.07（95% CI 0.69～1.66），すべての原因による死亡のオッズ比は1.00（95% CI 0.72～1.40）でした。

③ COPD患者に対する肺炎球菌ワクチン接種は，COPD急性増悪を減少させた

- コントロール群と比較して，肺炎球菌ワクチン接種群のCOPD急性増悪のオッズ比は0.60（95% CI 0.39～0.93）でした。
- 1例のCOPD急性増悪を予防するために必要な肺炎球菌ワクチン接種患者数は8（95% CI 5～58）でした。
- 執筆時点で，COPD患者に対するPPSV23とPCV13を直接比較した研究は確認できませんでした。

◎

- 以上から，COPD患者への肺炎球菌ワクチンも，明らかな接種不適当者でない限り推奨されると考えてよいでしょう。

6 インフルエンザワクチンと肺炎球菌ワクチンの併用接種の効果

- 65歳以上の高齢者に対して肺炎球菌ワクチン（PPSV23）とインフルエンザワクチンの併用接種をすることの有効性について，2004年にChristensonら[14]がスウェーデンから報告しています。ワクチン非接種群とPPSV23とインフルエンザワクチンの併用接種群（ワクチン併用接種群）とを比較した結果，ワクチン併用接種群はインフルエンザによる入院のオッズ比は0.63（95% CI 0.50～0.81），肺炎による入院のオッズ比は0.71（95% CI 0.65～0.75），入院を要する肺炎患者の死亡は35%（95% CI 22～46）低下しました。

COPD患者へのインフルエンザワクチンと肺炎球菌ワクチン併用接種の有効性

- Furumotoら[15]は2008年に日本から，COPD患者を含む慢性肺疾患（chronic lung diseases）患者を対象とした肺炎球菌ワクチン（PPSV23）とインフルエンザワクチンの

併用接種効果について報告しています。慢性肺疾患患者を，インフルエンザワクチン単独接種群，インフルエンザワクチンとPPSV23併用接種群（以下，併用接種群）にわけて検討した結果，併用接種群はインフルエンザワクチン単独接種群に比較して，肺炎の発症や非感染性の増悪には影響しませんが，感染性の増悪を有意に予防することが示されました。

7 COPD患者にはインフルエンザワクチン，肺炎球菌ワクチンの積極的な接種が望ましい

- これまで得られた知見から，公費負担の対象とならないCOPD患者さんに対しても，インフルエンザワクチン，肺炎球菌ワクチンともに積極的な接種が望ましい状況です。
- 日本では高齢者を対象として，インフルエンザワクチンおよび肺炎球菌ワクチンはともに定期接種（B類疾病）に位置づけられており，COPD患者さんへの公費負担制度を活用して積極的にワクチン接種を行うことが望まれます。
- COPD患者さんに対しては，肺炎球菌ワクチンとインフルエンザワクチンそれぞれの単独接種よりも，併用接種が推奨されます。
- COPD患者さんに対する肺炎球菌ワクチンとしてのPPSV23単独接種，PCV13単独接種，PPSV23とPCV13併用接種，PPSV23の5年ごとの再接種の必要性・再接種の間隔などについては，現時点では見解が定まっていないと考えます。今後の知見の集積が待たれます。

文 献

1) 厚生労働省：予防接種情報.（2018年9月閲覧）
https://www.mhlw.go.jp/stf/seisakunitsuite/bunya/kenkou_iryou/kenkou/kekkaku-kansenshou/yobou-sesshu/index.html
2) 国立感染症研究所：予防接種スケジュール 日本の定期／任意予防接種スケジュール.（2018年9月閲覧）
https://www.niid.go.jp/niid/images/vaccine/schedule/2018/JP20180401_02.gif
3) 厚生労働省：肺炎球菌感染症（高齢者）.（2018年9月閲覧）
http://www.mhlw.go.jp/stf/seisakunitsuite/bunya/kenkou_iryou/kenkou/kekkaku-kansenshou/haien-kyukin/index_1.html
4) 国立感染症研究所：インフルエンザワクチン株.（2018年9月閲覧）
https://www.niid.go.jp/niid/ja/flu-m/flutoppage/2066-idsc/related/584-atpcs002.html
5) 日本感染症学会：65歳以上の成人に対する肺炎球菌ワクチン接種に関する考え方（第2版 2017-10-23）.
http://www.kansensho.or.jp/guidelines/o65haienV_02.html
6) Fukusumi M, et al：BMC Infect Dis. 2017；17(1)：2.
7) 国立感染症研究所：2013年度の侵襲性肺炎球菌感染症の患者発生動向と成人患者由来の原因菌の血清型分布―成人における血清型置換（serotype replacement）について.（2018年9月閲覧）
https://www.niid.go.jp/niid/ja/id/1373-disease-based/ha/streptococcus-pneumoniae/idsc/iasr-news/4729-pr4132.html
8) Nichol KL, et al：N Engl J Med. 2007；357(14)：1373-81.

9) Poole PJ, et al：Cochrane Database Syst Rev. 2006；(1)：CD002733.
10) Wongsurakiat P, et al：Chest. 2004；125(6)：2011-20.
11) Maruyama T, et al：BMJ. 2010；340：c1004.
12) Bonten MJ, et al：N Engl J Med. 2015；372(12)：1114-25.
13) Walters JA, et al：Cochrane Database Syst Rev. 2017；1：CD001390.
14) Christenson B, et al：Eur Respir J. 2004；23(3)：363-8.
15) Furumoto A, et al：Vaccine. 2008；26(33)：4284-9.

（小田智三）

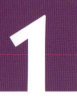

5章　COPD合併症のマネジメント

COPDと喘息が合併する，ACOについて教えて下さい

POINT

- 喘息の特徴とCOPDの特徴を併せ持つ病態を「喘息とCOPDのオーバーラップ（ACO）」と呼びます。
- ACOは年齢とともに増加するとされ，喘息単独・COPD単独と比較して増悪しやすく，死亡率が高いため鑑別が必要です。
- 典型例の診断は容易ですが，時に鑑別困難なACO症例もあります。
- 病歴や呼吸機能の評価で鑑別が困難な症例では，呼気NO濃度や末梢血好酸球，IgEといったバイオマーカーの評価を加えることでACOの診断に近づくことができます。
- ACOの基本的治療はICS/LABAかICS/LAMAの併用あるいはICS/LABA/LAMAの3剤併用療法です。

1　喘息とCOPDのオーバーラップ（ACO）って一体なに？

- 以前から1人の患者に気管支喘息とCOPDの要素を兼ね備えた症例を経験することが臨床現場ではしばしばありました。具体的には，喘息患者さんの中には労作時呼吸困難を主訴とし，正常に復することのない気流閉塞を示す場合があります。一方，COPD患者さんの中には気管支拡張薬で1秒率が正常化しなくても，大きな気道可逆性を認める場合があります。このような患者さんに，最近まで私達は明確な定義や基準を設けずに治療を行っていました。

- 喘息の特徴（アトピー素因，発作性呼吸困難，気道可逆性）とCOPDの特徴（喫煙歴，労作時呼吸困難，正常に復さない気流閉塞）を併せ持つ病態を「喘息とCOPDのオーバーラップ症候群」と呼び，GINA＆GOLDの合同委員会は2014年にオーバーラップ症候群を「喘息の特徴とCOPDの特徴および持続性気流閉塞を有する特徴を示す」と定義し，"Asthma and COPD Overlap Syndrome（ACOS）"と呼称しました[1]。

- しかしその後，「症候群」は原因不明で共通の病態の場合に使用される言葉であること，喘息もCOPDも単一ではなく様々な機序によって病態が形成され，臨床的特徴も多様性を認める疾患であることなどから「症候群」という言葉はふさわしくないので，「喘息とCOPDのオーバーラップ（Asthma and COPD Overlap；ACO）」と呼称することが2017年にGINA＆GOLDから提唱されました[2]。また，同年には日本呼吸器学会からも『喘息とCOPDのオーバーラップ（Asthma and COPD Overlap：ACO）

診断と治療の手引き2018』が刊行されました[3]。

2　なぜACOは喘息やCOPDとの鑑別が必要なの？

- ACO患者さんは喘息あるいはCOPD単独患者さんより増悪が高頻度で，1秒量の低下速度が速く，QOLが低く，死亡率も高いと報告されています[4]。
- ACOの有病率はどのような診断基準を用いるかによって幅がありますが，わが国の調査では65歳以上の喘息患者さんの40％がCOPDを合併しているという報告もあります[5]。ACOの頻度は年齢が上がるとともに増加するとされ，わが国は世界一の長寿国であることから，ACOの有病率は今後も増加する可能性が高いでしょう。

3　ACOの診断方法

- 40歳以上で，気管支拡張薬吸入後1秒率が70％未満であり，COPDの特徴と喘息の特徴を有する場合，ACOと診断します（**表1**，**図1**）[3]。

表1 ACOの診断基準

基本的事項	
40歳以上，慢性気流閉塞：気管支拡張薬吸入後1秒率（FEV_1/FVC）が70％未満	
【COPDの特徴】1，2，3の1項目	【喘息の特徴】1，2，3の2項目あるいは1，2，3のいずれか1項目と4の2項目以上
1. 喫煙歴（10pack-years以上）あるいは同程度の大気汚染曝露	1. 変動性（日内，日々，季節）あるいは発作性の呼吸器症状（咳，痰，呼吸困難）
2. 胸部CTにおける気腫性変化を示す低吸収領域の存在	2. 40歳以前の喘息の既往
3. 肺拡散能障害（%D_{LCO}<80%あるいは%D_{LCO}/V_A<80%）	3. 呼気中一酸化窒素濃度（FeNO）>35ppb
	4-1）通年性アレルギー性鼻炎の合併 　-2）気道可逆性（FEV_1>12%かつ>200mLの変化） 　-3）末梢血好酸球>5%あるいは>300μL 　-4）IgE高値（総IgEあるいは通年性吸入抗原に対する特異的IgE）

1. ACOの診断は，COPDの特徴の1項目＋喘息の特徴の1，2，3の2項目あるいは1，2，3のいずれか1項目と4の2項目以上
2. COPDの特徴のみ当てはまる場合はCOPD，喘息の特徴のみ当てはまる場合は喘息（リモデリングのある）と診断する
3. ACOを診断する際に喘息の特徴を確定できない場合，喘息の特徴の有無について経過を追って観察することが重要である
4. 通年性吸入抗原はハウスダスト，ダニ，カビ，動物の鱗屑，羽毛など，季節性吸入抗原は樹木花粉，植物花粉，雑草花粉など，である
【参考1】胸部単純X線などで鑑別を要する疾患（びまん性汎細気管支炎，先天性副鼻腔気管支症候群，閉塞性汎細気管支炎，気管支拡張症，肺結核，塵肺症，リンパ脈管筋腫症，うっ血性心不全，間質性肺疾患，肺癌）を否定する
【参考2】咳・痰・呼吸困難などの呼吸器症状は，喘息は変動性（日内，日々，季節）あるいは発作性，COPDは慢性・持続性である

（文献3，p5より転載）

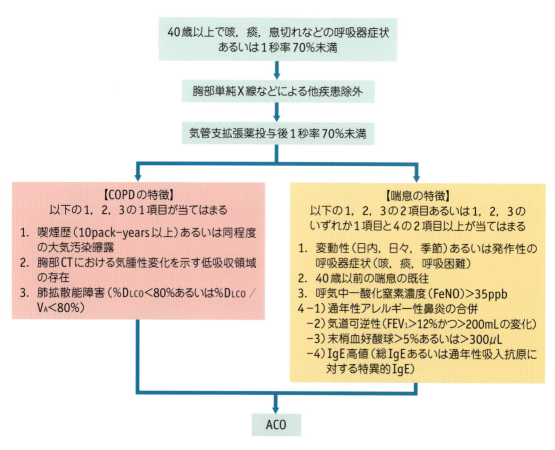

【第1段階】40歳以上で呼吸器症状あるいは呼吸機能検査で1秒率70%未満を指摘され受診した場合には，識別を要する疾患（びまん性汎細気管支炎，先天性副鼻腔気管支症候群，閉塞性汎細気管支炎，気管支拡張症，肺結核，塵肺症，リンパ脈管筋腫症，うっ血性心不全，間質性肺疾患，肺癌）を否定した上で気管支拡張薬投与後の1秒率を測定する

【第2段階】COPDの特徴および喘息の特徴について問診〔咳・痰・呼吸困難などの呼吸器症状は，喘息は変動性（日内，日々，季節性）あるいは発作性，COPDは慢性・持続性〕および検査する

【第3段階】ACOの診断は，COPDの特徴の1項目＋喘息の特徴の1, 2, 3の2項目あるいは1, 2, 3のいずれか1項目と4の2項目以上。COPDの特徴のみ当てはまる場合はCOPD，喘息の特徴のみが当てはまる場合は喘息（リモデリングのある）と診断する

図1 ACOの診断手順 （文献3, p5より転載）

- 若年発症の喘息患者さんが喫煙を続け，COPDを併発するような典型例の診断は容易ですが，COPD患者さんが高齢発症型喘息を併発する場合や，典型的な症状に乏しく未診断の喘息患者さんが中高齢期に正常に復さない気流閉塞を指摘されCOPDと診断された場合などはACOの診断が困難です。
- ACOの診断が困難な場合には，喘息・COPDの特徴の有無について経過を追って観察することが重要です。
- 喘息と診断されている患者さんで喫煙歴があり，非発作時の咳・痰症状が慢性的に存在しており，年単位でみると呼吸困難症状が進行・悪化している場合はACOを疑いましょう。CATでスクリーニングを行うことも有効です。

- COPDと診断されている患者さんで慢性的な労作時呼吸困難はあるものの，大きな変動がある場合にはACOを疑いましょう。このような症例では気道可逆性が存在していることも多く，スパイロメトリーがACOの診断に有効です。喘息，COPD，ACOの典型的なスパイロメトリーの所見を**表2**に示します。

表2　スパイロメトリーの所見

症例	喘息（20歳男性）	COPD（67歳男性）	ACO（62歳男性）
気管支拡張薬後の1秒率	76.8%	26.8%	46.0%
気管支拡張薬前の1秒量（%予測値）	2.18L（54.6%）	1.11L（37.5%）	1.26L（45.5%）
気管支拡張薬後の1秒量（%予測値）	2.84L（71.2%）	1.04L（35.1%）	1.55L（56.0%）
1秒量の変化量（改善率）	+660mL（+30.3%）	−70mL（−6.3%）	+290mL（+23.0%）
フローボリューム曲線 吸入前 吸入後			

- 喘息では気管支拡張薬投与後の気道可逆性が非常に大きく，1秒率も正常化しています。一方，COPDでは気道可逆性がほとんどみられず，気管支拡張薬投与後でも高度な気流閉塞を認めています。ACO症例では気管支拡張薬を投与しても正常に復さない気流閉塞が残存していますが，有意な気道可逆性も認めています。
- 病歴上は変動性が乏しく，喘息らしい症状が目立たない場合や呼吸機能の評価が困難な症例も存在することから，COPD患者さんに喘息のバイオマーカー（呼気NO濃度，喀痰中・末梢血好酸球検査，血清総IgE抗体と特異的IgE抗体）の評価を加えることがACOの診断に有効です。喀痰中好酸球検査は有用な検査ですが，患者側の負担が大きく測定に時間がかかるため，日常診療で実施するのは容易ではありません。呼気NO濃度，末梢血好酸球，IgEの3つを個々もしくは組み合わせて評価することが現実的です。

4 ACOの治療

- 治療指針については，いまだ十分なエビデンスに基づいたコンセンサスはありません。わが国の治療の手引きでは，ACO患者は喘息とCOPDの管理目標を勘案し，図2[3]のように定められています。

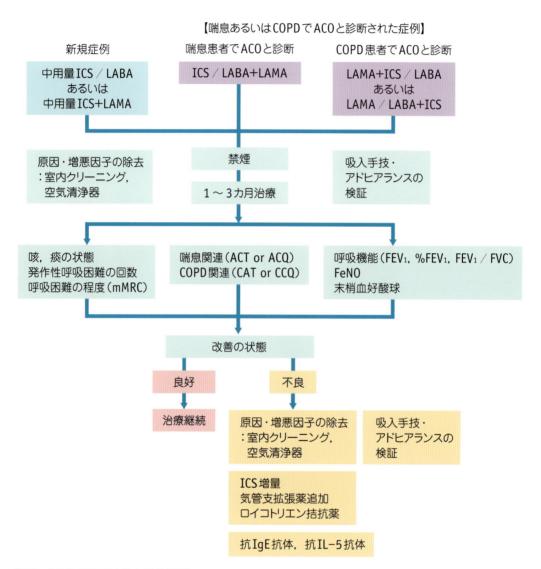

図2 ACOの治療方針と治療評価
通常は中用量のICS／LABAあるいは中用量のICS＋LAMAで治療を開始し，1～3カ月後に評価する。十分に改善が得られない場合にはLAMAあるいはLABAを追加する。ただし，喘息の病態に応じて低用量ICSから治療を開始することもある

（文献3，p95より転載）

- 喘息は好酸球優位の気道炎症を本態とし，変動性を持った気道狭窄（喘鳴，呼吸困難）で特徴づけられる疾患であり，気管支拡張薬を単独で使用すべきでなく，吸入ステロイドが治療の中心となります。COPDは吸入された有害粒子により肺が傷害され，持続する高度な気流閉塞（労作時呼吸困難）が存在するため，気管支拡張薬が薬物療法の基本となります。

- 通常のCOPDでは好酸球性気道炎症に乏しいため，吸入ステロイドの単独治療は推奨されていません。一方，ACOの治療においては吸入ステロイドを含めることが重要で，症状や気流閉塞の程度に応じて気管支拡張薬を併用します。すなわち，吸入薬の組み合わせとしては，ICS/LABAかICS/LAMAの併用あるいはICS/LABA/LAMAの3剤併用療法の3種類が基本となります。

- 上記の吸入療法を用いてもコントロール不良である場合には，喘息，COPDの要素のどちらがより強いかを勘案します。喘息の要素が強い場合，その他の喘息治療薬（ロイコトリエン受容体拮抗薬，抗IgE抗体，抗IL-5抗体など）の追加を考慮します。また，鼻副鼻腔炎の合併の有無を調べ，存在する場合には治療介入をします。COPDの要素が強い場合には，マクロライドや喀痰調整薬の併用を考慮します。

- 禁煙，吸入薬の吸入指導，ワクチン接種なども重要であることは言うまでもありません。

- 治療を行っているにもかかわらず症状が持続する場合や増悪する場合，診断が確定しない場合には，専門医への紹介を検討しましょう。

5 症例提示：COPDとして治療されていたACO症例

症例 67歳男性──既喫煙者（10本×23年間，63歳より禁煙）

1 労作時息切れと湿性咳嗽を主訴に他院を受診。胸部CTで気腫性嚢胞がみられ，肺機能検査で1秒率が65％と閉塞性換気障害がありCOPDと診断され，気管支拡張薬であるLAMAによる治療が開始された。

↓

2 治療にもかかわらず症状が遷延していたため，当科紹介となった。これまで喘息既往歴はなく，発作的な喘鳴や呼吸困難を経験したこともなかった。mMRCは2，CATは17点であった。肺機能検査では，1秒量 2.48L，%FEV$_1$ 75％，1秒率 69％であった。

↓

3 喘息の合併を疑い，呼気NO濃度を測定したところ，52ppbと増加していた。そこで吸入ステロイドを追加したところ，1秒量は2.65Lまで上昇し，CATも13点に低下して症状も改善した。

■この症例では，当初は症状・喫煙歴・呼吸機能・画像所見から典型的なCOPDと診断しましたが，呼気NO濃度上昇と吸入ステロイドによる有意な気流閉塞の改善からACOと診断しました。治療を行っているにもかかわらず症状が持続する場合の気道炎症評価（呼気NO濃度）の重要性を示唆します。

文 献

1）Global Initiative for Chronic Obstructive Lung Disease：Asthma, COPD, and Asthma-COPD Overlap Syndrome.（2018年9月閲覧）
http://goldcopd.org/asthma-copd-asthma-copd-overlap-syndrome
2）Global Initiative for Asthma：Global Strategy for Asthma Management and Prevention. 2017.
3）日本呼吸器学会：喘息とCOPDのオーバーラップ（Asthma and COPD Overlap：ACO）診断と治療の手引き2018. メディカルレビュー社, 2017.
4）Nielsen M, et al：Int J Chron Obstruct Pulmon Dis. 2015；10：1443-54.
5）Sano H, et al：Allergol Int. 2016；65（2）：204-9.

（大石景士）

5章 COPD合併症のマネジメント

COPDに合併する循環器疾患と，その治療について教えて下さい

POINT

- ▶ COPDと心血管疾患には密接な関係があり，スクリーニングが重要です。
- ▶ COPDの治療薬の中には，心血管疾患への影響が示唆されるものもあります。
- ▶ 進行したCOPD患者さんにおいては，呼吸器専門医だけでなく，循環器専門医・緩和ケア専門医との連携も重要となります。

1 COPDと循環器疾患

- 喫煙がCOPDと同時に心血管疾患のリスクを高めることはよく知られています。そのためCOPDと心血管疾患はしばしば併存し，心血管疾患はCOPD患者さんの主要死因となっています。本項ではCOPDに合併する循環器疾患についてお示ししたいと思います。

2 COPDと心血管疾患の疫学

- COPDと心血管疾患の合併が多いことはいくつかの研究で報告されています。
- 1例として，35歳以上の120万人以上を対象とした英国のデータベース研究では，COPD患者はCOPDがない患者と比較して心血管疾患の罹患率が約5倍高いと報告されています[1]。また，進行したCOPD患者351例を対象とした調査では，60%に有意な冠動脈疾患があり，冠動脈疾患罹患のオッズ比は2.46でした[2]。
- 別の米国の大規模な患者データベース調査において，COPD患者ではコントロール群と比較して慢性心不全は8.48倍，心筋梗塞は4.42倍，心房細動は4.41倍，狭心症は4.38倍，脳卒中は2.44倍の発症頻度であったことが報告されています[3]。
- 英国における中等度から重度のCOPD患者911人の死因に関する検討では，27%が心臓血管由来の死亡であることがわかりました[4]。
- このようにCOPDと心血管疾患の合併が多いことは明らかですが，その原因は加齢，喫煙など危険因子の重複による影響だけでなく，COPD患者における全身性炎症マーカーの上昇と心血管疾患リスクの相関も報告されており，COPDにおける全身性炎症が心血管系にも影響を及ぼしている可能性が示唆されています[5]。

3　COPDに合併する循環器疾患の診断と管理

■ COPDに合併する循環器疾患として，慢性心不全，心房細動，肺高血圧症について以下に示します。

慢性心不全

■ COPD患者さんにおいて，心不全を合併しているにもかかわらず，その診断がなされていないことが多くあります。過去に心不全と診断されたことがない外来通院中のCOPD患者244人についての横断研究では，追加精査の結果，21％が新たに心不全を併存しており，さらに虚血性心疾患由来の心不全が多いことがわかりました[6]。

■ COPDに合併する心不全として右心不全（肺性心）が指摘されていましたが，左心不全合併の頻度も高く，本邦からの報告では左室拡張不全を呈する患者にはCOPDの合併を高率（約4分の1）に認めることがわかっています[7]。また，左心機能障害とCOPDの急性増悪を区別するために，入院中のCOPD患者のNT-proBNPおよびトロポニンTについて調べた研究では，148人の患者のうち46人（31％）が心不全を合併していると診断されました[8]。

■ 心不全の診断について，2018年3月に『急性・慢性心不全診療ガイドライン（2017年改訂版）』が新しく発行されたので紹介します（**図1**）[9]。COPD患者さんでは息切れや咳嗽といった症状が心不全と類似すること，心不全がなくても肺高血圧症などの理由でBNPが高値になる場合があること，胸郭の拡大や肺の膨張などにより経胸壁心エコーの描出が不良であるなどの理由で，心不全の診断が困難になることがあります。COPDの進行度のわりに息切れなどの症状が強い場合は，心血管リスクを鑑みて循環器専門医と相談し，心臓カテーテル検査などの侵襲的な検査も含めて精査を検討する必要があります。

心房細動

■ 心房細動は脳梗塞を引き起こし，患者さんのADLを大きく害します。また，早い心室応答を伴う頻脈発作は強い動悸症状のためQOLを阻害し，遷延すれば心機能低下や心不全につながります。そのため確実に心房細動の診断を行い，リスクに応じて抗凝固療法やレートコントロールなどの治療を行うことが重要です。

■ COPDは心房細動発症のリスクであることが知られています。コペンハーゲンにおける心臓研究の対象者のうち，心房細動の発症率は，5年間の追跡調査でCOPD患者において0.9％であったのに対し，呼吸機能が正常な群では0.4％でした。また，心房細動の発症リスクは1秒間の強制呼気量（FEV_1）が減少するにつれて増加したとしています[10]。心房細動の頻度はCOPDの急性増悪の間に増加することが知られています。COPDの悪化で入院した590人の患者の検討では，心房細動が8％で認められました[11]。

■ 心房細動は，心電図でf波と，RR間隔が不規則なQRS間隔を持ったnarrow QRSが認

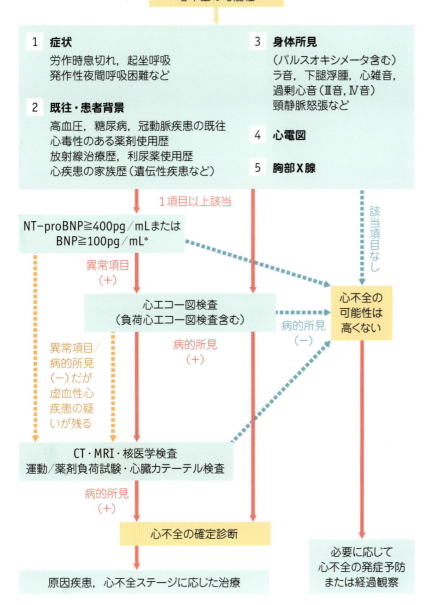

図1 慢性心不全の診断フローチャート
＊NT-proBNPが125〜400pg/mLあるいはBNPが35ないし40〜100pg/mLの場合，軽度の心不全の可能性を否定しえない．NT-proBNP/BNPの値のみで機械的に判断するのではなく，NT-proBNP/BNPの標準値は加齢，腎機能障害，貧血に伴い上昇し，肥満があると低下することなどを念頭に置いて，症状，既往・患者背景，身体所見，心電図，胸部X線の所見とともに総合的に勘案して，心エコー図検査の必要性を判断するべきである

〔日本循環器学会/日本心不全学会：急性・慢性心不全診療ガイドライン（2017年改訂版）．p16より転載〕

められることで診断となります．発作性心房細動の場合，12誘導心電図の短い記録でとらえるのは難しい場合も多く，ホルター心電図や，可能であれば携帯心電図も考慮すべきです．COPD患者さんを診察する際は，心房細動のスクリーニングとして動悸症状などの

問診や脈拍の不整を確認し，疑わしい場合はホルター心電図を検討するとよいでしょう。

肺高血圧症

- Global Initiative for Chronic Obstructive Lung Disease (GOLD) の分類でステージⅣのCOPD患者を対象とした研究では，最大90％が平均肺動脈圧 (mean pulmonary artery pressure；mPAP) 20mmHg以上を示していました。その中では，安静時のmPAPが20～25mmHg程度と肺高血圧症の基準を満たさない患者が最も多く，mPAP≧35mmHg（重症肺高血圧症）を呈するのは3～5％でした[12]。COPD患者における肺血管病変の病理組織学的変化は肺高血圧症の重症度と関連しており，重症例では肺動脈性肺高血圧症に類似していることが知られています。COPD患者では，中等度の運動でmPAPが上昇することが多く，このmPAPの上昇には，肺血管伸展性と血管の再疎通能力の低下が関係しているとされています[13]。

- 肺高血圧症の診断には右心カテーテル検査が必要となりますが，侵襲的な検査です。非侵襲的なスクリーニングツールとして，胸部CTでの肺動脈・大動脈比の測定が有用です。肺高血圧症がある群とない群を比較すると，肺動脈主幹部径は肺高血圧症がある群で大きくなり，肺動脈径（図2内PA）と大動脈径（図2内A）の比が1以上の場合はCOPDが急性増悪するリスクが高く，死亡率も高くなることが知られています[14]。

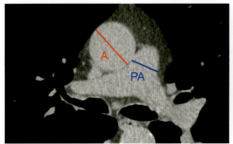 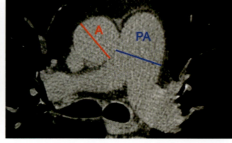

図2 肺動脈・大動脈比の測定箇所 （文献14より転載）

- 肺疾患による肺高血圧症の確立した治療はPaO$_2$≦60Torrの場合の長期酸素投与のみであり，肺血管拡張薬の使用に関してはまだ確立したエビデンスに乏しく，今後の研究が期待されています[13]。

4 心血管疾患を合併したCOPD患者さんへの投薬

吸入β刺激薬

- アドレナリン受容体はα受容体とβ受容体に分類され，さらにいくつかのサブタイプにわけられます。$β_1$受容体は主に心臓に存在し，心収縮力増大に関与します。$β_2$受容体は気管支や血管，また心臓のペースメーカー部位にも存在し，気管支平滑筋の拡張など

に関与しています。
- 吸入で用いられるβ刺激薬はβ₂選択性が高いとされますが，β₁作用がないわけではありません。吸入β刺激薬は心拍数を上昇させる可能性があり，β₁刺激作用による心不整脈を増加させる可能性が示唆されています[15]。しかしながら，吸入β刺激薬の安全性を支持する研究は多くあります。その1例として，LABAについて心拍数および心不整脈に対する影響を調べた試験からのデータ分析では，使用群で心房頻拍のわずかな増加がみられましたが，重篤な不整脈のリスク上昇はなかったとされています。またCOPDを有する1,429人の患者の第三相試験では，アルホルモテロール（本邦未発売）とサルメテロール（セレベント®）は心房不整脈に関して統計的に有意な増加はありませんでした[16]。

吸入抗コリン薬
- COPDの管理にしばしば用いられるLAMAですが，心拍数および血圧への影響は最小限であるにもかかわらず，有害な心血管影響に関する懸念が提起されています。
- チオトロピウム（スピリーバ®）に関するUPLIFT試験は，他の呼吸器疾患治療薬に加えて，チオトロピウムまたはプラセボのいずれかに患者を4年間無作為に割り付けた無作為二重盲検試験ですが，チオトロピウム群では心臓の有害事象の割合が有意に低く，心血管死もチオトロピウム群で減少しています[17]。一方で，UPLIFT試験の患者を含まない約15,000人の患者を対象とした17件の無作為試験を対象としたメタアナリシスでは，イプラトロピウム（アトロベント®）またはチオトロピウムを30日間以上使用すると，心筋梗塞のリスクが上昇し，心血管死も増加したと報告されています[18]。
- LAMAの安全性・有効性については引き続き検証が待たれます。

吸入ステロイド・β₂刺激薬配合薬
- 吸入ステロイド・β₂刺激薬配合薬による治療は，心血管リスクのある患者さん，またはそのリスクが高い患者さんで安全であることが示唆されています。
- SUMMIT試験は既知の心血管疾患あるいは心血管リスクのある中等度COPD患者16,590人に対して，フルチカゾンとビランテロールの合剤（レルベア®）とプラセボを比較した試験ですが，有意な変化ではないものの，投薬群のほうが全原因死亡率は低く［HR 0.88（95% CI 0.74～1.04）］，また複合心血管イベントの発生率も低い結果となっています［HR 0.93（95% CI 0.75～1.14）］[19]。

- 以上の通り，COPDに用いられる吸入薬は心血管疾患を有する場合でもおおむね安全に使用可能というエビデンスが並んでいます。一方，薬理学的には血行動態への作用も考えられるため，臨床現場ではリスクとベネフィットを十分に比較した上で選択する必要があります。

5 COPDを合併した心血管疾患患者さんへの投薬

- カルベジロール（アーチスト®）やビソプロロール（メインテート®）などに代表されるβ遮断薬は心不全や冠動脈疾患，心房細動などの治療薬として欠かせません。一方で，これらの薬剤が気管支攣縮の誘発に関与する可能性も憂慮され，COPD患者さんへのβ遮断薬投与は避けられてきました。

- しかし，5,977人を対象としたCOPD患者の観察研究を見てみると，β遮断薬を使用した患者のほうが死亡率，増悪率，入院率が低いことがわかりました[20]。この研究では88%にβ_1選択性の高いβ遮断薬が使用されています。

- αβ遮断薬に関しての知見は多くありません。35人のCOPDを合併した心不全患者に対するβ遮断薬の比較試験では，β_1選択性の高いメトプロロール（セロケン®）やビソプロロールに比べ，カルベジロールではFEV1.0がわずかに低くなっていましたが，6分間歩行距離に変化はなかったという結果になっています[21]。

- β遮断薬は気管支喘息には慎重投与，あるいは禁忌とされているものもあり，喘息とCOPDのオーバーラップ（ACO）のような病態では注意が必要です。これも個別にリスクとベネフィットを考慮しながら投薬を調整する必要があります。

6 心血管疾患を伴うCOPDの終末期像

- 筆者は高次医療機関で総合診療・循環器のトレーニングを経て，現在は緩和ケア医として院内の心不全緩和ケアチームを中心に従事しています。2018年の診療報酬改定で末期心不全も緩和ケア診療加算の対象疾患となりました（**表1**）[22]。

表1　末期心不全緩和ケアの算定要件

末期心不全の患者は，以下のアからウの基準に該当し，エからカまでのいずれかの基準に該当するもの
ア 心不全に対して**適切な治療**が実施されていること
イ 器質的な心機能障害により，適切な治療にかかわらず，慢性的に**NYHA重症度分類Ⅳ**度の症状に該当し，頻回または持続的に点滴薬物療法を必要とする状態であること
ウ 過去**1年以内**に心不全による急変時の入院が**2回以上**あること
エ 左室駆出率 20%以下である場合
オ 医学的に終末期であると判断される場合
カ エまたはオに掲げる場合に準ずる場合

(文献22より引用)

- COPDに合併した終末期心不全の患者さんと関わることは少なくなく，その多くは右心不全・肺高血圧症によるものです。非がん疾患の症状緩和のためには原疾患治療の最適化が重要であり，心疾患を合併する終末期COPD患者さんの緩和医療の実践のために呼吸器・循環器・緩和医療専門医との協力が有効な場合が多くあります。

7 早期診断と介入の重要性

■ COPDと循環器疾患はしばしば併存します。息切れや動悸などの症状をCOPDのせいだろうと決めつけるのではなく，心疾患の合併について考慮し，早期診断と介入を行うことが重要です。今後，高齢化のためCOPD・心疾患ともに増えることが予想されており，呼吸器専門医だけでなくジェネラリストにも疾患の理解や治療が求められています。

文 献

1) Feary JR, et al：Thorax. 2010；65(11)：956-62.
2) Reed RM, et al：Am J Med. 2012；125(12)：1228.
3) Sidney S, et al：Chest. 2005；128(4)：2068-75.
4) McGarvey LP, et al：Thorax. 2007；62(5)：411-5.
5) 岩本博志, 他：日内会誌. 2012；101(6)：1571-7.
6) Rutten FH, et al：Eur Heart J. 2005；26(18)：1887-94.
7) 大西勝也, 他：Ther Res. 2009；30(5)：807-12.
8) Abroug F, et al：Am J Respir Crit Care Med. 2006；174(9)：990-6.
9) 日本循環器学会／日本心不全学会：急性・慢性心不全診療ガイドライン（2017年改訂版）. 2018年.
   http://www.j-circ.or.jp/guideline/pdf/JCS2017_tsutsui_h.pdf（2018年9月閲覧）
10) Buch P, et al：Eur Respir J. 2003；21(6)：1012-6.
11) Fuso L, et al：Am J Med. 1995；98(3)：272-7.
12) Chaouat A, et al：Am J Respir Crit Care Med. 2005；172(2)：189-94.
13) 日本循環器学会, 他：肺高血圧症治療ガイドライン（2017年改訂版）. 2018年.（2018年9月閲覧）
   http://www.j-circ.or.jp/guideline/pdf/JCS2017_fukuda_h.pdf
14) Iyer AS, et al：Chest. 2014；145(4)：824-32.
15) Global Initiative for Chronic Obstructive Lung Disease：GOLD 2017 Global Strategy for the Diagnosis, Management and Prevention of COPD.（2018年9月閲覧）
   https://goldcopd.org/gold-2017-global-strategy-diagnosis-management-prevention-copd/
16) Hanrahan JP, et al：Medicine (Baltimore). 2008；87(6)：319-28.
17) Tashkin DP, et al：N Engl J Med. 2008；359(15)：1543-54.
18) Singh S, et al：JAMA. 2008；300(12)：1439-50.
19) Vestbo J, et al：Lancet. 2016；387(10030)：1817-26.
20) Short PM, et al：BMJ. 2011；342：d2549.
21) Jabbour A, et al：J Am Coll Cardiol. 2010；55(17)：1780-7.
22) 厚生労働省：平成30年度診療報酬改定について. 緩和ケア診療加算等の要件の見直し.（2018年9月閲覧）
   https://www.mhlw.go.jp/file/05-Shingikai-12404000-Hokenkyoku-Iryouka/0000193708.pdf

（大森崇史）

5章 COPD合併症のマネジメント

忘れがちな併存疾患のマネジメントについて教えて下さい

POINT

- ▶ COPDの併存疾患は，喘息・肺癌・高血圧症・心不全・虚血性心疾患・心房細動・末梢血管障害・静脈塞栓症・脳卒中・糖尿病・骨粗鬆症・カヘキシア・精神疾患・慢性腎不全・逆流性食道炎・睡眠時無呼吸症候群と多彩です。
- ▶ 併存疾患の存在を疑い，検査を進めていく必要があります。
- ▶ 併存疾患の治療は，各種疾患のガイドラインに準じて通常通り実施します。

1 COPDの併存疾患

- COPDは世界中で罹患率と死亡率が上昇している疾患です。主に喫煙により引き起こされる疾患であるため，予防可能な側面もあります。COPDには併存疾患も多く，その対応も予後を改善するためには重要です。本項では，COPDに併存する疾患について記載していきます。

- COPDはそれ自体による疾患の影響で入院日数の延長をきたす可能性があり，さらに重要なのは併存疾患により入院日数が延長することです。ある研究では，併存疾患のないCOPD患者群の入院日数は7.7日で，併存疾患のあるCOPD患者群では10.5日であったとの報告[1]があります。

- COPDの併存疾患にはどのようなものがあるのか，図1にまとめました。報告によりばらつきがありますが，主な併存疾患の割合は，骨粗鬆症70%，関節炎22～70%，高血圧症18～52%，消化管異常15～62%，心疾患13～65%，脂質異常9～51%，精神疾患9～38%，がん4～18%，糖尿病2～16%，との報告があります[2]。

- COPD患者1,145人を集めた研究では，50%以上が1～2個，15.8%が3～4個，6.8%が5個以上の併存疾患を持っているとの報告[3]があります。COPD自体による死亡率も高いですが，併存疾患，特に虚血性心疾患・がんによる死亡率も高いのです。そのためCOPDを診療する場合には，併存疾患について必要時にスクリーニングを行い，健康管理をしていく必要があります。

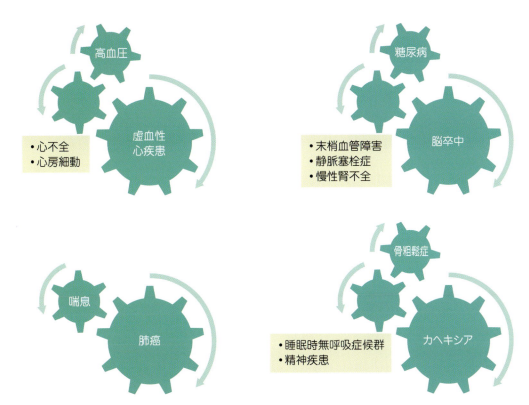

図1 COPDの併存疾患

喘息

- 喘息患者さんでは，アレルギーが原因で好酸球・マスト細胞・CD4陽性リンパ球などの細胞が関与した中枢から末梢までの気道炎症を起こします。COPDでは喫煙などにより有害粒子に曝露することで，好中球・マクロファージ・Tc1細胞が炎症の中心となり，気道に不可逆的な慢性炎症をきたします[4]。
- この喘息にCOPDが併存することがあります。喘息とCOPDを区別することは困難です。喘息とCOPDのoverlapは，ACOと言われます。
- 両者の鑑別をするには，中高年発症の喘息患者さんには肺気腫の合併を考慮してCTで肺気腫性病変をチェックすることが必要です。COPD患者さんに喘息様の症状がある場合には，朝方における呼吸困難の存在の聴取やハウスダスト・ダニに対するIgE検査，呼気NO濃度や喀痰中好酸球測定といった気道炎症のパターンを調べる検査を検討します。

肺癌

- 肺癌患者さんのCOPD罹患率は40〜70%と言われています[5]。肺癌の発生率はCOPDのステージが進行するにつれて上昇すると言われており，病期の進展抑制が必要と考えられます。

- COPDの進行による肺機能低下は，肺癌に対する手術療法を実施する際に問題となります。COPDにおける肺癌の予防は「禁煙」です。
- 米国ではlow-dose computed tomography（LDCT）がスクリーニングとして推奨されています。しかし世界規模でみると，過剰診断などにつながる可能性があり，推奨度は高くありません。そのためCOPD患者さんに対する肺癌のスクリーニングは，患者背景をふまえ，相談の上で実施を検討するほうがよいと考えます。

高血圧症

- 高血圧症はCOPDによく併存する疾患です。通常のガイドラインに則り，治療をすることで対応していきます[6]。

心不全

- COPD患者さんの心不全の罹患率は，安定期のCOPD患者さんでは3.8～16％，急性増悪時には約48％まで上昇すると言われています[7]。
- 心不全には収縮不全と拡張不全の両方があります。慢性心不全の治療にはエビデンスが少なく，βブロッカーを使用することもあります。急性心不全時には通常の急性心不全の治療に則り対応します[6]。中でも肺高血圧に伴う右心不全は末期のCOPDで発症するため，脱水に至らない程度の利尿薬を投与して対応する必要があります。

虚血性心疾患

- COPD患者さんの30％に虚血性心疾患が合併すると言われています[8]。虚血性心疾患の認識はCOPD患者さんの予後改善につながるため注意が必要です。
- COPD自体が全身の持続性慢性炎症状態をもたらし，かつ血栓傾向を生じる病態であることから，これが虚血性心疾患の発症に関与していると考えられます。
- 虚血性心疾患の治療は通常通りCOPDのガイドラインと関係なく実施します[6]。

心房細動

- 心房細動は塞栓症のリスクになるだけでなく，心拍出量の低下に伴い運動耐容能を低下させます。
- COPDの重症度が上がるにつれ，心房細動の発症率は上昇します。FEV_1の減少は心房細動の発症と関連します[6]。COPD患者さんにおける非持続性心房細動の発症率は13～23.3％との報告があります[9]。
- 心房細動の治療のためにCOPDの治療方針を変更する必要はありません。しかし，SABAやテオフィリンの使用は心室応答を速めるために頻脈のリスクとなるかもしれず，注意が必要です。

末梢血管障害

- 動脈硬化による末梢血管障害（peripheral artery disease；PAD）は，COPD患者さんにも併存疾患として発症します。COPD患者さんと非COPD患者さんのPAD罹患率は8.8％ vs. 1.8％との報告があります[6]。

- 下肢の閉塞性動脈硬化症は，歩行にも影響を与えるため注意が必要です。閉塞性動脈硬化症を疑う場合には，十分な問診や動脈の触知（大腿動脈・膝窩動脈・足背動脈・後脛骨動脈の触知）を実施し，疑わしい場合にはABI（足関節・上腕血圧比）検査を行ってスクリーニングを検討します。

静脈塞栓症

- COPD急性増悪時の静脈塞栓症の発生率は29％にも及びます[9]。発症率は年齢とともに上昇し，入院中に発症した場合は1年間の死亡率が30％上昇します。

- COPDで静脈塞栓症が起こる機序としては，全身炎症が肺や血管内皮機能を障害することや，血栓傾向を引き起こすことが予想されます。

脳卒中

- COPD患者さんは脳卒中の発症率が高いです。年齢・喫煙やCOPDにより引き起こされる全身炎症と血栓傾向がリスクとなります。

- COPD患者さんの8％が脳卒中の既往を持つとの報告があります[10]。対応は通常の脳卒中ガイドラインに準じます。

糖尿病

- COPD患者さんの糖尿病罹患率は30％と言われています[6]。COPDを発症する以前から糖尿病を発症していることが多いです。

- 糖尿病はCOPD増悪による初回入院を長くし，急性増悪時の死亡率を高めます[11]。COPDによる全身炎症に伴うサイトカインや喫煙，呼吸苦に伴う不動も耐糖能悪化に関与する可能性があります。

- 治療は通常の糖尿病治療に準じて実施します。

骨粗鬆症

- COPDには骨粗鬆症が併存して存在し，かつ過小診断されていることが多いです。骨粗鬆症を発症している場合，適切に診断・加療しないと，圧迫骨折を発症してADLやQOLを極端に落とすことになります。775人のCOPD患者さんを調査したシステマティックレビューにおいて，骨密度（bone mineral density；BMD）で評価した骨粗鬆症の割合は平均で35.1％でした[12]。

- 椎体圧迫骨折は24～79％とばらつきはあるものの高率です。COPDの骨代謝として

は，骨の質の低下と骨のターンオーバーの低下が指摘されています。しかし，COPDに由来する骨粗鬆症のメカニズムについて，いまだ多くは解明されていません。

- **表1**はCOPDにおける骨粗鬆症のリスク因子です。一般的な原因は，年齢・喫煙・低BMI・低身体活動であり，疾患特異的な原因は全身炎症・肺機能低下・ステロイド使用・ビタミンD不足が挙げられます。

表1 COPDにおける骨粗鬆症のリスク因子

一般的な原因	疾患特異的な原因
加齢・年齢	全身炎症
喫煙	肺機能低下
低BMI	ステロイド使用
低身体活動	ビタミンD不足
	骨代謝の低下

- スクリーニングは必要で，骨折リスク評価ツール（FRAX®）による骨折リスクの評価・身長測定を実施し，骨密度検査（DEXA）や椎体のX線撮影（場合によってはCT）を行います。
- 治療はライフスタイルの改善（禁煙・運動療法）や，薬剤使用（ビタミンD・ビスフォスフォネート製剤・デノスマブ・テリパラチドなど）を検討します。

カヘキシア

- カヘキシアとミオパチーはCOPD患者さんによく合併します。カヘキシアは呼吸筋使用による代謝亢進により，エネルギー消費量が摂取カロリー量を上回る場合に起こします[13]。COPDの安静時エネルギー消費量は正常人の1.4倍も亢進しており，これは酸素需要亢進に伴う換気運動増大でエネルギー消費量が亢進することによります。
- COPD患者さんのうち，軽症～中等症では10～15％に，重症例では50％にカヘキシアを合併します[14]。摂取カロリー量の増加とサプリメントの使用により，6分間歩行試験の改善や筋力の増強を認めることが報告されています[6]。
- 高齢者の場合には，栄養摂取をするにあたり栄養補助食品（例：エンシュア®などの飲料，プロテインなど）を使用することも重要です。高齢者は人により好みが異なり，塩っぱいもの，甘いものを好むことも多いです。個人的には甘いものを嫌う高齢者が多いと見受けますが，栄養補助食品の選択をする場合には嗜好の聴取が重要です。

精神疾患

- COPD外来患者さんの13～46％に不安障害が合併していると言われています[15]。長期フォロー患者を集めた研究をもとにしたシステマティックレビューでは，うつとCOPDは双方向の関係性があると言われており，COPDの原因と結果の両方によるかもしれないと推測されています。うつや不安障害は，QOLを含めた予後を悪化させる

ため注意が必要です。

- 不安やうつを発症するリスクとして，若年・女性・喫煙・FEV_1の低下・心血管障害の既往などが挙げられます。COPDに合併する不安とうつは，選択的セロトニン再取り込み阻害薬（SSRI）や抗うつ薬で治療しますが，劇的な効果を得られるかは意見がわかれるところです。運動療法は活動量を上げ，精神症状の改善に良いと言われています[6]。
- COPDの精神症状は過小診断されている可能性があり，注意深くスクリーニングをする必要があります。

慢性腎不全

- COPD患者さんの22%は慢性腎不全をきたします[16]。動脈硬化や血管内皮機能の低下がCOPDによる低酸素や低呼吸により引き起こされることで腎不全を発症するとされています[15]。COPD患者さんでは腎機能を過小評価する可能性があり注意が必要です。

逆流性食道炎

- 喘息の増悪に逆流性食道炎が関与することはよく言われますが，COPDの増悪にも逆流性食道炎が関与しています。しかし，COPD急性増悪の頻度を上昇させるメカニズムは不明です[6]。
- プロトンポンプ阻害薬（PPI）の内服は逆流性食道炎の症状を改善しますが，COPD増悪の抑制にも関与すると言われています。COPD急性増悪を繰り返す患者さんでは，PPIの内服も増悪予防のためのオプションとして考えてよいかもしれません。

睡眠時無呼吸症候群

- 米国の成人では，人口の13.9%がCOPDに罹患しています。また，人口の9～26%が閉塞性睡眠時無呼吸症候群に罹患しています。両疾患ともに上気道を閉塞させるため睡眠中の低酸素血症を誘発し，肺高血圧や右心不全を発症するリスクを高め，最終的には死亡率を高める原因となります[6]。体格の大きな米国人を対象としたデータですが，夜間の低酸素血症を疑う場合には1度，終夜睡眠ポリソムノグラフィーを検討してもよいと考えます。

2 COPDの併存疾患を評価するツール

- COPDの併存疾患を評価するツールは多数存在します。チャールソン併存疾患指数（Charlson comorbidity Index；CCI），CODEX index，COMCOLD index，DECAF scoreなどが挙げられます。これらについては各文献を参照して下さい。

文 献

1) Kinnunen T, et al：Respir Med. 2003；97(2)：143-6.
2) Chatila WM, et al：Proc Am Thorac Soc. 2008；5(4)：549-55.
3) van Manen JG, et al：J Clin Epidemiol. 2001；54(3)：287-93.
4) 一ノ瀬正和：日内会誌. 2016；105(9)：1815-9.
5) Loganathan RS, et al：Chest. 2006；129(5)：1305-12.
6) Global Initiative for Chronic Obstructive Lung Disease：Global Strategy for the Diagnosis, Management and Prevention of COPD. 2018, p1-123.
7) Le Jemtel TH, et al：J Am Coll Cardiol. 2007；49(2)：171-80.
8) Rutten FH, et al：Am Heart J. 2008；156(3)：506-12.
9) Huang B, et al：J Am Med Dir Assoc. 2014；15(8)：576-81.
10) Hozawa A, et al：Chest. 2006；130(6)：1642-9.
11) Baker EH, et al：Thorax. 2006；61(4)：284-9.
12) Inoue D, et al：Int J Chron Obstruct Pulmon Dis. 2016；11：637-48.
13) 米田尚弘, 他：日内会誌. 1995；84(5)：750-5.
14) Scanlon PD, et al：Am J Respir Crit Care Med. 2004；170(12)：1302-9.
15) Chen CY, et al：COPD. 2013；10(2)：216-25.
16) Yohannes AM, et al：Eur Respir Rev. 2014；23(133)：345-9.

（難波雄亮）

6章 COPDと高齢者医療

認知症を合併している場合のマネジメントについて教えて下さい

POINT

- ▶ 歳をとるほどCOPDと認知症を患っている人が増え，またCOPDが重症化することで認知障害が出現します。
- ▶ 認知障害があると，詳細な病歴や自覚症状の聴取，正確なスパイロメトリーの施行が難しくなるため，COPDの診断は難しくなります。
- ▶ 認知障害がある高齢者に吸入薬を使用する際には，アドヒアランスに十分な配慮が必要です。
- ▶ 長期酸素療法（LTOT）やリハビリテーションの実施にも困難が生じますが，認知機能の維持・改善を期待できます。
- ▶ 抗認知症薬の投与は可能ですが，慎重に行うべきです。

1 加齢とともに増加するCOPDと認知症

- COPDは加齢とともに増加することが知られており，日本の一般住民における複数のコホート研究[1~3]でも有病率は加齢とともに増加し，80歳以上では19%とする報告もあります。また，認知症も加齢とともに増加する疾患であることが広く知られており，日本の比較的新しい疫学研究[4~6]でも，65～80歳までは10%前後であった有病率が，80歳以上では20%以上にまで増加することが報告されています。
- また，COPDに関連した認知障害の存在が報告されており，アルツハイマー型認知症や血管性認知症より軽症[7]ではあるものの，特にSpO_2が低い重度の患者さんではより認知機能が低下しやすい[8,9]ことが知られています。
- 以上のように，特に後期高齢者のCOPD診療を行う上で認知症や認知障害の影響を避けることはできません。しかし，プライマリケアの現場で認知症の有病率が高いことは実感できるものの，COPDの有病率が認知症と同等という感覚は皆さんお持ちでないと思います。これはなぜでしょうか？

2 認知症・認知障害によりCOPDは見逃されがちになる

- 後期高齢者の診療現場でそれほど多くのCOPD患者さんに遭遇しない理由のひとつ

に，合併している認知障害がCOPDによる自覚症状の訴えを困難にし，診断を遅らせている可能性が考えられます。

■ アルツハイマー型認知症における中核症状の臨床経過を示す，FAST[10, 11]というスケール（**表1**）[12] があります。たとえば1人で外来通院していた患者さんがアルツハイマー型認知症を発症してFAST3〜4くらいになると，長距離歩行で呼吸困難が出るくらいのCOPDがあったとしても，待合で待っている間に自覚症状が改善してしまうので，診察時には自覚症状について思い出せないということが起こりえます（**図1**）。

表1 FAST (Functional Assessment Staging)

ステージ	特徴
1	主観的にも客観的にも障害なし
2	ものの置き忘れや仕事の困難さの自覚
3	仕事の困難さを同僚から指摘される。初めての場所への移動が困難†
4	夕食に人をまねく等の複雑な段取りができない，請求書の払い忘れなどの家計管理困難，買い物困難など†
5	天候や季節，または場に応じた服を適切に選べない†
6	数週間以上出現する症状に応じて（a）〜（e）に分類
(a)	着衣動作が不適切（例：パジャマの重ね着，靴の左右を間違える，着衣自体ができない等）
(b)	ときどきもしくは頻繁に入浴が困難（例：湯温調節困難など）†
(c)	トイレを適切に使えない（例：流すのを忘れる，拭き忘れや使用済みのトイレットペーパーを不適切に扱うなど）
(d)	尿失禁†
(e)	大便失禁†
7	（a）〜（f）に分類
(a)	日常会話で最大でも6単語以下の発語しかしない
(b)	日常会話で理解可能な単語が1つのみ
(c)	歩行困難（介助が必要か歩けない）
(d)	坐位保持困難（肘掛けがない椅子に座ると横に倒れるなど）
(e)	笑顔が出せない
(f)	頭位を維持できない（いわゆる首がすわらない）

†介護者や家族から得られた情報に基づいて評価　　　　　　　　　　　　　　　　（文献12より改変）

■ 病状が進行して，待合から診察室への歩行で呼吸困難をきたすようになればCOPDを疑うこともできますが，認知症の進行の程度によっては受診自体を忘れて通院を中断してしまうこともしばしばあり，診断は遅れがちになることが予想されます。

■ また，COPDの随伴症状として抑うつの頻度が高い[13] ことが知られていますが，認知症においても抑うつ・意欲低下の頻度が高い[14] と報告されていることから，認知障害が軽度でも症状に対して無関心であったり，活動度自体が低下して労作負荷がかからないため呼吸困難を生じにくい可能性もあります。

■ 対策として，1人で通院している高齢者にFAST2程度の短期記憶障害の存在を疑った場合は，できるだけ同居家族や介護スタッフに同伴してもらうことが有効です。これは

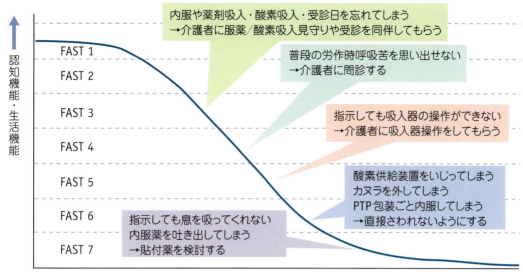

図1 認知症の進行がCOPD診療に与える影響

COPDの早期発見に限らず，様々な疾患の診断・治療の面で有益ですが，なかなかうまくいかないのも実情です。

- 自覚症状がなくても，COPDの客観的な診断基準として，各国の診療ガイドラインで1秒率（FEV1.0%）が70%以下とされている[15]ことから，スパイロメトリーでCOPDを診断することはできます。
- しかし，認知障害や加齢がスパイロメトリーの再現性を低下させることが知られており[16]，測定手法の標準化[17]など再現性向上のための様々な取り組みが行われています。前述のFASTで6以上に認知障害が進行すると，そもそも「息を大きく吸って吐く」という行為ができないことも多く，明らかにCOPDがありそうなのに診断ができない，ということが多々あります。
- 喫煙歴や緩徐進行性の呼吸困難などの病歴からCOPDを疑うこともできますが，特に合併症の多い高齢者は転居や転医，介護施設への入所時の診療情報提供書から相対的に軽い症状は省略されがちで，また認知症による通院困難・拒否があり長期間受診していない医療機関から診療情報が提供されることもあるため，現実的にはなかなか難しいように感じています。
- もともと気道閉塞があってもCOPDと診断されていない人が多いことが報告[1]されています。特に後期高齢者においては認知症の合併が診断をより困難にしており，それがCOPDの有病率を高く感じさせない一因だと思われます。
- プライマリケアの現場で接する高齢者において，COPDは複数ある併存疾患のうちのひとつにすぎないかもしれませんが，それによる呼吸困難やADL低下の影響が患者さんにとってある程度大きいと考えられる場合，得られる範囲の病歴や身体所見，検査から積極的に診断を行い，治療を検討していく必要があると日々感じています。

3 認知障害がある高齢者に対する吸入薬の使用

- COPD治療の主役となる吸入薬は，口に入れて飲むだけの内服薬と異なり吸入手技の習得が必要なため，認知症・認知障害の影響を強く受けます。

- 実際，MMSE 25点[18]や五角形模写の成否[19]をカットオフとすることで，吸入製剤の適正使用を予測できたとする報告があり，これは早ければ軽度認知障害の段階から自分ひとりで吸入薬を使うことが難しくなるという現状を示しています。

- 前述のFASTで考えると，吸入忘れや重複吸入が出現しうるFAST 2の段階から，吸入に介護者の支援が必要になるということです。

- 支援をお願いする場合は介護者の生活パターンを確認して，1日1回の吸入薬を選択するなどの工夫が必要になります。また，介護者にも吸入手技を理解してもらい，患者さんによる適正使用が難しいと判断されれば，口でくわえて息を吸う以外の操作をすべて介護者にしてもらうよう指導します。ただし，FAST 6くらいになると吸気も十分にできなくなることがあり，吸入薬の使用そのものが難しくなってきます。

- 在宅高齢者の場合，主たる介護者が配偶者や兄弟姉妹であれば本人とほぼ同年代となるため，吸入支援が難しい場合は吸入操作だけを別の介護者に依頼する必要があります。

- 介護施設に入所している場合は施設看護師による吸入を期待できますが，そのような高齢者は重度の併存疾患が多く，提供しなければならないケアも多いため，吸入支援の優先度や負担について看護師と継続的にコミュニケーションをとる必要があります。

4 長期酸素療法（LTOT）やリハビリテーションの実施による認知機能の改善

- 低酸素血症のあるCOPD患者さんに対する長期酸素療法（LTOT）/在宅酸素療法（HOT）は，認知機能低下に防御的にはたらき[20]，長期的に認知機能の改善がみられた[21]という報告がされています。

- ただし吸入薬と同様に，認知障害の合併がLTOTの使用を難しくします。たとえば夜間のみの酸素投与を行っている場合は，FAST 2くらいから夜間の投与開始を忘れることがありうるため，介護者による支援が必要になります。FAST 5〜6くらいになると，ご本人に酸素吸入の必要性を十分説明しても，酸素供給装置をいじってしまう，カヌラを外してしまう，などの行為が出現しうるので，新規のLTOT導入はもちろん，従来使用していた人でさえも継続使用が困難になることがあります。

- この状況では介護者の負担もかなり重く，たとえ介護施設に入所したとしてもLTOTのアドヒアランスを改善させることは難しいため，低酸素の程度によっては終末期として治療全体を見直す必要があります。

- また呼吸リハビリテーションについては，週3回30〜40分程度の歩行を主体とした運

動を2カ月間行うことで認知機能が改善した[22]，20分程度の運動直後から認知機能が改善した[23]とする報告があり，認知障害に対して予防的にはたらく可能性があります。

■ COPDや認知症を含む合併症が進行するとこのような運動は十分に行えなくなりますが，できる範囲で継続するのが望ましいです。

5　COPD患者さんに対する抗認知症薬の投与

■ アルツハイマー型認知症の認知機能改善を目的としてコリンエステラーゼ阻害薬の投与が推奨[24]されており，その機序からCOPDの増悪が懸念されていますが，過去の観察研究では急性増悪率に差がないことが報告[25]されています。

■ ただし，より小規模な研究では，内服開始90日以内の急性増悪が増える可能性が指摘[26]されています。特に急性増悪による入院リスクが高い人は，コリンエステラーゼ阻害薬投与により得られるわずかな認知機能の改善を「入院」というイベントが帳消しにしてしまう可能性が高いので，投与を控えるべきではないかと考えます。

文 献

1) Fukuchi Y, et al：Respirology. 2004；9(4)：458-65.
2) Matsumoto K, et al：Respir Investig. 2015；53(1)：22-9.
3) 吉川雅則, 他：日呼吸会誌. 2016；5：20.
4) Wada-Isoe K, et al：Neuroepidemiology. 2009；32(2)：101-6.
5) Meguro K, et al：Psychogeriatrics. 2012；12(4)：226-34.
6) Okamura H, et al：Dement Geriatr Cogn Disord. 2013；36(1-2)：111-8.
7) Schou L, et al：Respir Med. 2012；106(8)：1071-81.
8) Thakur N, et al：Int J Chron Obstruct Pulmon Dis. 2010；7(5)：263-9.
9) 小林 茂, 他：呼吸. 2013；32(12)：1196-202.
10) Franssen EH, et al：Arch Neurol. 1993；50(10)：1029-39.
11) Reisberg B, et al：Psychopharmacol Bull. 1988；24(4)：653-9.
12) Franssen EH, et al：Arch Neurol. 1993；50(10)：1029-39.
13) Yohannes AM, et al：Int J Geriatr Psychiatry. 2010；25(12)：1209-21.
14) Ikeda M, et al：J Neurol Neurosurg Psychiatry. 2004；75(1)：146-8.
15) 永井厚志：日呼吸ケアリハ会誌. 2014；24(1)：26-31.
16) Bellia V, et al：Am J Respir Crit Care Med. 2000；161(4 Pt 1)：1094-100.
17) Miller MR, et al：Eur Respir J. 2005；26(2)：319-38.
18) Quinet P, et al：Ann Phys Rehabil Med. 2010；53(2)：69-76.
19) Board M, et al：Int J Clin Pract. 2006；60(5)：510-3.
20) Thakur N, et al：Int J Chron Obstruct Pulmon Dis. 2010；7(5)：263-9.
21) Heaton RK, et al：Arch Intern Med. 1983；143(10)：1941-7.
22) 小林 茂, 他：総合リハ. 2013；41(6)：553-9.
23) Emery CF, et al：Am J Respir Crit Care Med. 2001；164(9)：1624-7.
24) 認知症疾患診療ガイドライン作成委員会, 編：認知症疾患診療ガイドライン2017. 医学書院, 2017, p224-5.
25) Stephenson A, et al：Drugs Aging. 2012；29(3)：213-23.
26) Mahan RJ, et al：Consult Pharm. 2016；31(4)：221-5.

（小林義雄）

6章 COPDと高齢者医療

患者さんの予後と終末期医療について教えて下さい

POINT

- ▶ COPDは急性増悪するたびに命の危機にさらされ，生き延びたとしても低酸素血症，低栄養，ADL低下などが残存しますが，その進行速度は人によってかなり異なります。
- ▶ 様々な予測因子を組み合わせたBODE indexなどの指標が有名ですが，FEV_1とmMRC呼吸困難スコアの測定が必要なものが多く，臨床的には使いにくい場面も多いです。
- ▶ 早期からのアドバンス・ケア・プランニング（ACP）が推奨されていますが，実際には頻回の急性増悪とADLの低下が出現してきたところで終末期について考えることが多いです。
- ▶ 外来で情報提供をしながら少しずつ希望の確認を行い，できる範囲で治療方針を決めていくのが現実的です。

1 COPDの臨床経過と死因

- ■ COPDが進行し急性増悪の頻度が高まると，低酸素血症に加えて骨格筋の廃用性萎縮と低栄養が進行し，運動耐容能，ひいてはADL・QOLの低下をきたしてくる[1,2]とされています。ただし，すべての患者さんが急性増悪の繰り返しを経て病期が進行し，ADLやQOLが徐々に低下して，その後亡くなる，というわけではありません。臨床経過が人によって大きく異なる[3]ことが知られています。
- ■ 人によって経過が大きく異なる理由のひとつとして，COPDの急性増悪時に呼吸機能や生活機能が悪化[4]し，亡くなる可能性も高いことが影響しており，実際，入院中の死亡率は3～10%[5~8]と報告されています。特に入院中に侵襲的機械換気を開始した人では，死亡率は約2倍にまで増加[9]すると報告されています。また，なんとか急性増悪を乗り切って退院できたとしても，4年後には約半数が亡くなる[10]とも報告されており，患者さんやその家族が死を予期できないことが多い[11]とされています。
- ■ ただし，歩行距離の減少，座りがちや寝たきりになるような生活様式の変化がみられた場合，1年以内の死亡率が数倍以上になる[12]ことも報告されており，冒頭で述べたようにADLが低下してくると亡くなりやすくなるのも事実です。
- ■ また，COPD患者さんの死因の49～58%が呼吸器疾患による[3,13]とされていますが，逆に言うと約40%の人が呼吸器疾患以外で亡くなることを示しており，その内訳として肺癌や心血管疾患の比率が高い[13,14]ことも，臨床経過が一様でない理由のひとつと

2 COPDの予後と予測因子

COPD患者さんの生命予後

■ 前述のようにCOPDが進行すると生命予後は悪化していきますが，禁煙やインフルエンザワクチンの接種，長期酸素療法（LTOT）/在宅酸素療法（HOT）が生命予後を改善しうるという強いエビデンスがあり，診療ガイドライン[2]でも推奨されています。

■ しかし，そのような対策を行ったとしてもCOPD自体の進行をくい止めることはできないため，患者さんの状態に変化があるたびに生命予後について考え，終末期が近づくにつれ治療の主軸を生命予後の延長からADLの維持，不快の軽減へ移行していく必要があります。これはCOPD患者さんに限らず，高齢者の診療を行う上で重要です。

■ 厚生労働省が公表している簡易生命表によると，そもそも日本の高齢者の年齢別平均余命は，75歳で男性12.14年／女性15.76年，80歳で男性8.92年／女性11.82年，85歳で男性6.27年／女性8.39年，90歳で男性4.28年／女性5.62年とされており，年々伸びてきているとは言え，90歳ではあと5年前後しか見込めないことがわかります（**表1**）[15]。

表1 主な年齢の平均余命（単位：年）

年齢	男性			女性		
	平成28年	平成27年	差	平成28年	平成27年	差
65歳	19.55	19.41	0.14	24.38	24.24	0.14
70歳	15.72	15.59	0.13	19.98	19.85	0.13
75歳	12.14	12.03	0.11	15.76	15.64	0.12
80歳	8.92	8.83	0.09	11.82	11.71	0.11
85歳	6.27	6.22	0.05	8.39	8.30	0.09
90歳	4.28	4.27	0.01	5.62	5.56	0.06

（文献15より引用）

■ これをふまえた上で，目の前にいるCOPD患者さんの生命予後がどのくらいかについて考えてみます。

■ 残念ながらCOPD患者さんの年齢別平均余命に関する報告を見つけられなかったので，よく引用される大規模無作為化研究の偽薬群の死亡率を調べてみると，TORCH研究における偽薬群（年齢65歳，FEV$_1$平均44％，急性増悪入院0.2±0.7回／人・年）の3年間の死亡率は15％[16]，UPLIFT研究（年齢65歳，FEV$_1$平均39％，急性増悪入院0.16±0.01回／人・年）の4年間の死亡率は16.5％[17]と報告されています。また，治療については考慮されていないものの，日本におけるコホート研究があり，10年間の死

亡率は37％（年齢71歳，FEV$_1$平均65％）と報告[18]されています。

- 前述の「COPDの臨床経過と死因」で記した死亡率に比べると，これらの研究における年間5％程度の死亡率というのはかなり低く感じられますが，これは急性増悪やそれによる入院がかなり少ないためであり，むしろ「急性増悪を繰り返して，入院しはじめると途端にADLが低下し，亡くなる人が増えてくる」という臨床的な実感に即した結果だと考えています。このCOPDの臨床経過について，慢性疾患／非癌臓器不全の臨床経過をモデル化したグラフで示すと図1[19]のようになります。

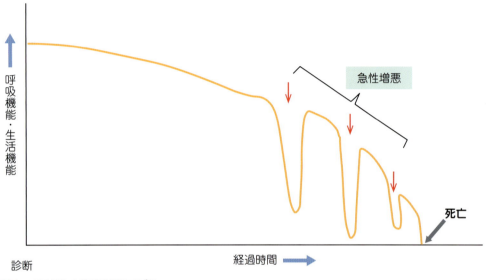

図1 COPDの臨床経過モデル

（文献19より改変）

COPDの予後予測因子

- COPDの生命予後には様々な因子が影響すると言われており，過去の研究では加齢，喫煙，呼吸困難，FEV$_1$低下，気道過敏性や可逆性，気腫性病変，低酸素血症，肺高血圧，運動耐容能低下，身体活動性低下，低栄養，頻回の急性増悪，身体合併症（心血管疾患，糖尿病，腎不全，骨粗鬆症，気分障害や不安障害，認知症）が予後を悪化させると報告[2]されています。

- より正確な予後予測のため，前述の因子のうちBMI（0点：＞21，1点：≦21），FEV$_1$（0点：≧65％以上，1点：50〜64％，2点：36〜49％，3点：≦35％），mMRC呼吸困難スコア[2]（**表2**，0点：グレード0〜1，1点：2，2点：3，3点：4），6分間歩行距離（0点：≧350m，1点：250〜349m，2点：150〜249m，3点：≦149m）を組み合わせたBODE indexが開発[20]され，4年後の生存率が5〜6点で57％，7〜10点で18％となることが示されています。これについてはweb上で計算できるサイトが公開されています（https://www.mdcalc.com/bode-index-copd-survival）。

表2 呼吸困難（息切れ）を評価するmMRC質問票

グレード分類	当てはまるものにチェックして下さい（1つだけ）	
0	激しい運動をしたときだけ息切れがある	☐
1	平坦な道を早足で歩く，あるいは緩やかな上り坂を歩くときに息切れがある	☐
2	息切れがあるので，同年代の人よりも平坦な道を歩くのが遅い，あるいは平坦な道を自分のペースで歩いているとき，息切れのために立ち止まることがある	☐
3	平坦な道を約100m，あるいは数分歩くと息切れのために立ち止まる	☐
4	息切れがひどく家から出られない，あるいは衣服の着替えをするときにも息切れがある	☐

(文献2, p54より転載)

- BODE index以外にも，BODE indexから6分間歩行距離とBMIを除き，FEV_1，mMRC呼吸困難スコアに年齢を加えたADO index[21]，やはり6分間歩行距離とBMIを除いて合併症数（Charlson index）と過去1年間の急性増悪回数を加えたCODEX index[22]など様々な指標が提唱されていますが，今まで提唱されたほぼすべての指標にFEV_1とmMRC呼吸困難スコアが入っていることから，これらが影響力の大きい予後予測因子であることがわかります。

- ただ，6分間歩行距離を実臨床で計測するのはかなり煩雑ですし，認知障害があるとmMRC呼吸困難スコアやFEV_1の測定が難しかったり，脳血管疾患や骨関節疾患があると歩行自体が困難であるため，特に合併症の多い後期高齢者の診療にはなかなか使えないのが実情です。

3 COPDの終末期医療

COPDにおける終末期

- 前述のように患者さん一人ひとりの予後を正確に予測することは大変難しいのですが，どこかのタイミングで終末期医療について考えはじめなければなりません。

- 終末期の目安として，米国胸部学会などはメディケアの呼吸器疾患ホスピス利用判定基準を推奨[23]しており，(1) a. 治療で十分に改善できない呼吸困難がありベッドや椅子にいることが多い，b. 気道感染や呼吸不全進行による入院や往診が頻回，のa/bいずれも満たす呼吸器疾患があり，(2) 3カ月以内に，安静時室内気$PaO_2 \leqq 55$Torr，または酸素投与下で$SpO_2 \leqq 88\%$，もしくは$PaCO_2 \geqq 50$Torrの(1)(2)いずれも満たした状態とされています。

- しかし，この基準が厳密に運用されているわけではなく，日本では，急性増悪を頻回に繰り返しはじめた時期，二次的にADL低下をきたしはじめた時期をCOPDの終末期と判断していることが多いようです[2, 24]。

COPDにおける緩和ケア

■ 終末期医療を行う上で主軸となる緩和ケアについてですが，近年は症状の改善や延命を目的とした治療法と並行して随時提供されるべきであり，特にCOPDのように終末期の予測が難しい疾患の場合，早い段階から行われるべきであるとされています（図2）[23]。

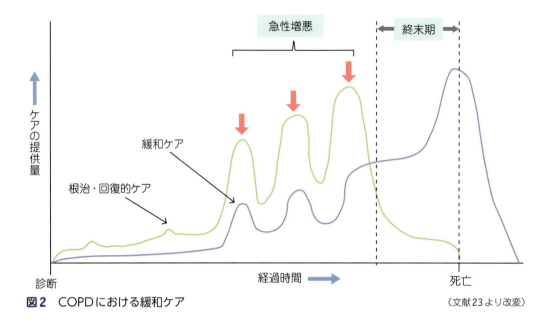

図2　COPDにおける緩和ケア
（文献23より改変）

■ 緩和ケアを実施するにあたっては，表3[25]で示したような疾患への理解や問題となっている症状，意思決定者等について患者さんや家族と話し合う機会を持ち，その上で終末期医療に向けて治療の計画を立てる，いわゆるアドバンス・ケア・プランニング（advance care planning；ACP）が推奨されています[2,26]。

表3　緩和ケアを行うにあたり話し合うべきこと

1. COPDの予後および治療への理解	・COPDの予後，経過，治療の選択肢などをどう理解しているか聞く ・治療の目標を具体的に提案する
2. 症状管理	・患者さんが特にどのような症状に苦痛を感じているかを聞く 　―痛み 　―咳や呼吸困難 　―疲労感や睡眠障害 　―気分障害（うつや不安） 　―消化器症状（食欲不振や体重減少，嘔気・嘔吐，便秘）
3. 意思決定	・患者さんだけで治療上の意思決定ができるかを聞く ・必要に応じて同伴者や代理人の支援を要請する
4. 心理的負荷	・患者さんや家族の心理的負荷について確認する
5. 処方と連携	・次回までのケア計画を作成する ・必要に応じて他の医療機関・介護施設への紹介・連携を行う ・新規の処方について記載する

（文献25より改変）

- ACPで取り扱う話題として，心肺蘇生と侵襲的機械換気の可否があります。COPD患者さんは急性増悪時に重度の呼吸不全をきたしやすいため，事前に心肺蘇生や侵襲的機械換気の予後や負担について情報提供する必要があります。

- 具体的には，入院中に心肺蘇生を受けたCOPD患者さんの生存退院率は15～16％，生存期間中央値は5カ月，その後6カ月以上再入院せず在宅で過ごせた割合は2～4％と報告[27]されており，また入院中に侵襲的機械換気を行ったCOPD患者さんの生存退院率は76.7％，退院後1年の生存率は55％，退院後約2/3の患者さんが1回以上の急性増悪をきたし，26.8％の患者さんが療養病床や介護施設へ退院すると報告[28]されています。こういった予後に加えて実際の処置内容を伝え，可能であれば事前にそのような処置を希望されるかどうかを確認しておくことが重要です。

- より早い時期の症状が安定しているときに相談を始めることで，患者さんや家族にとって良い計画を策定できる[29]とされていますが，実際にはなかなか実施されておらず，相談したとしても急性増悪で入院した際に話し合われることがほとんど[30]であるとされています。実際，日本のCOPD患者さんを対象としたアンケートでも，「今後の対応の効果や限界について説明を受けたい」「事前指示を表明したい」という回答は多いものの，侵襲的機械換気や心肺蘇生については「今は考えたくない」と回答した人が半数以上であり[31]，診断時よりも酸素療法や寝たきり状態となったときに事前指示を表明したいとする比率が肺癌患者より高い[32]とも報告されていることから，早期に明確なACPを行うのはなかなか難しいようです。

- 外来診療中はあまり時間がとれないことが多いので，疾患への理解や問題となっている症状，意思決定者について，複数回の外来受診を通して少しずつ確認し，いつかやってくる急性増悪時に備えてできる範囲で治療方針を決めていく，というのが終末期に向けた現実的な対応だと考えられます。

文 献

1) Murray SA, et al：BMJ. 2005；330(7498)：1007-11.
2) 日本呼吸器学会COPDガイドライン第5版作成委員会：COPD（慢性閉塞性肺疾患）診断と治療のためのガイドライン2018. 第5版. メディカルレビュー社, 2018.
3) Casanova C, et al：Am J Respir Crit Care Med. 2011；184(9)：1015-21.
4) Cote CG, et al：Chest. 2007；131(3)：696-704.
5) Gunen H, et al：Eur Respir J. 2005；26(2)：234-41.
6) Steer J, et al：Thorax. 2012；67(11)：970-6.
7) Matkovic Z, et al：Respiration. 2012；84(1)：17-26.
8) Singanayagam A, et al：Ann Am Thorac Soc. 2013；10(2)：81-9.
9) Hajizadeh N, et al：Thorax. 2015；70(3)：294-6.
10) Piquet J, et al：Eur Respir J. 2013；42(4)：946-55.
11) Pinnock H, et al：BMJ. 2011；342：d142.
12) Benzo R, et al：J Pain Symptom Manage. 2013；46(4)：491-9.
13) Divo M, et al：Am J Respir Crit Care Med. 2012；186(2)：155-61.
14) Sin DD, et al：Eur Respir J. 2006；28(6)：1245-57.

15）厚生労働省：平成28年簡易生命表の概況. 主な年齢の平均余命.（2018年9月閲覧）
　　http://www.mhlw.go.jp/toukei/saikin/hw/life/life16/dl/life16-02.pdf

16）Calverley PM, et al：N Engl J Med. 2007；356(8)：775-89.

17）Tashkin DP, et al：N Engl J Med. 2008；359(15)：1543-54.

18）西村正治, 他：日臨. 2016：74(5)：864-8.

19）Lunney JR, et al：JAMA. 2003；289(18)：2387-92.

20）Celli BR, et al：N Engl J Med. 2004；350(10)：1005-12.

21）宮本顕二：日呼吸会誌. 2008；46(8)：593-600.

22）Almagro P, et al：Chest. 2014；145(5)：972-80.

23）Lanken PN, et al：Am J Respir Crit Care Med. 2008；177(8)：912-27.

24）桂 秀樹：日臨. 2003；61(12)：2212-9.

25）Jacobsen J, et al：J Palliat Med. 2011；14(4)：459-64.

26）Curtis JR, et al：Eur Respir J. 2008；32(3)：796-803.

27）Stapleton RD, et al：Chest. 2014；146(5)：1214-25.

28）Hajizadeh N, et al：Thorax. 2015；70(3)：294-6.

29）Bernacki RE, et al：JAMA Intern Med. 2014；174(12)：1994-2003.

30）Patel K, et al：Respirology. 2012；17(1)：72-8.

31）猪飼やす子, 他：日呼吸ケアリハ会誌. 2015；25(2)：225-30.

32）有田健一, 他：日胸臨. 2015；74(2)：210-9.

（小林義雄）

索 引

欧文

A

ABCアプローチ 97

ACO (Asthma and COPD Overlap) 120

　　――の診断基準 121

　　――の診断手順 122

　　――の治療方針と治療評価 124

ACP (advance care planning) 150

ADO index 149

B

BCAA (branched-chain amino acids) 72

BLVR (bronchoscopic lung volume reduction) 50

BODE index 148

BRONCUS試験 49

B類疾病 112

C

CATスコア 17, 30

CCI (Charlson comorbidity Index) 139

CO_2ナルコーシス 98

coarse crackle 91

CODEX index 139, 149

COPD (chronic obstructive pulmonary disease) 1

　　――急性増悪 94

　　――における緩和ケア 150

　　――の終末期医療 149

　　――の併存疾患 134

　　――の予後予測因子 148

　　――の臨床経過モデル 148

D

daily physical activity 58

F

FAST (Functional Assessment Staging) 142

G

Glasgow Coma Scale 88

glo® 10

H

HDAC2 45

hepatojugular reflux 90

Home-ex 66

Hoover徴候 90

HOT (home oxygen therapy) 78

　　――の保険適用基準 79

I

ICS (inhaled corticosteroid) 21, 31

　　――による1秒量改善効果 33

　　――の局所副作用 33

　　――の種類 32

　　――の全身性副作用 34

IgE検査 135

IMT (inspiratory muscle training) 68

iQOS® 10

L

LABA (long-acting β_2 agonist) 17, 21

　　――の種類 23

153

LAMA (long-acting muscarinic antagonist)
16
　──の作用機序　16
　──の種類　19
LTOT (long term oxygen therapy)　78
LVRS (lung volume reduction surgery)　50

M

M3受容体　16
mMRC呼吸困難スコア　148
Mr. VAPE®　10

N

NT-proBNP　128

P

pack year　5
peak VO$_2$　67
Ploom TECH®　10
pMDI (pressurized metered-dose inhaler)
34

R

rattling　90
RTP (rapid turnover protein)　73

S

SABA (short-acting β_2 agonist)　21
　──の種類　25
SHINE試験　27
SMART療法　33

T

TDS (Tobacco Dependence Screener)　6
Tie-COPD試験　13

U

ultra LABA　23
UPLIFT試験　16, 131

和文

あ

アジスロマイシン　53
アドバンス・ケア・プランニング（ACP）　150
アノーロ®　29
アミノフィリン　44
安定期COPDの重症度に応じた管理　17

い

1秒率　12
インフルエンザ　104
　──ワクチン　112
息切れ　13, 61, 149

う

うっ血性心不全　88
うつ病　3, 103
ウルティブロ®　29
運動療法　65
　──の中止基準　70

え

エリプタ®　39

お

ω-3系脂肪酸　72
オンブレス®　23

か

カヘキシア　138
加圧噴霧式定量吸入器（pMDI）　34
介護保険　108
回転くん　20
喀痰中好酸球測定　135
緩和ケア　150
　──を行うにあたり話し合うべきこと　150
癌性胸膜炎　102

き

奇異性運動　90
気管支拡張薬　97, 123

気管支鏡的肺容量減量術（BLVR） 50

気管短縮 90

気胸 91, 102

気道可逆性 123

気道感染症 96

気道分泌促進薬 48

偽痛風 105

偽膜性腸炎 104

逆流性食道炎 139

吸気筋トレーニング（IMT） 68

吸入ステロイド（ICS） 31

虚血性心疾患 92, 136

去痰薬 47

　　──の種類と特性 47

禁煙外来 6

禁煙指導 2

禁煙補助薬 7

　　──の費用 8

菌交代現象 104

緊張性気胸 100

筋力増強運動 66

く

口すぼめ呼吸 62

け

形状記憶型コイル 50

携帯用酸素ボンベ 82

血液ガス 82

血中濃度モニタリング 46

結核 104

嫌気性菌 88

言語聴覚士 109

こ

5Rのアプローチ 2

呼気NO濃度 123, 135

呼吸リハビリテーション 58

　　──に関するステートメント 58

　　──チーム 60

呼吸筋トレーニング 68

呼吸訓練器具 68

呼吸困難 80, 101

呼吸同調歩行 63

抗菌薬 97

高炭酸ガス血症 88, 100

行動変容 2, 68

骨粗鬆症 137

さ

サルコペニア 71

作業療法士 63, 109

嗄声 34

最高酸素摂取量（peak $\dot{V}O_2$） 66

在宅管理ノート 108

在宅酸素療法（HOT） 78, 82

　　──の費用 86

酸素濃縮装置 82

し

シプロフロキサシン 46

シムビコート® 33

ジェヌエア® 39

脂質 72

歯周病 110

修正Borgスケール 61

新型たばこ 9

侵襲的機械換気 151

身体活動性 58

身体障害者診断書・意見書 85

心肺蘇生 151

心拍最強点 91

心房細動 128

人工呼吸（IPPV） 99

す

スパイロメトリー 106, 123

　　──の所見 123

スピオルト®レスピマット® 29

スピリーバ® 18

睡眠時無呼吸症候群 139

155

せ

セレベント® 23

声音振盪 91

精神疾患 138

全身持久力運動 67

喘息 120, 135

　　——とCOPDのオーバーラップ（ACO） 120

前立腺肥大症 18

た

タービュヘイラー® 41

炭酸ガス 72

ち

チアノーゼ 88

チオトロピウム 13, 18

チャールソン併存疾患指数（CCI） 139

チャンピックス® 8

地域包括ケアシステム 108

長期酸素療法（LTOT） 78

長時間作用性β_2刺激薬（LABA） 21

長時間作用性抗コリン薬（LAMA） 16

つ

ツロブテロール 23, 47

通所介護 110

て

テオフィリン 44

　　——の作用機序 45

　　——中毒 46

ディスカス® 38

定期接種 112

低酸素血症 62, 79

電子たばこ 9

と

糖尿病 137

動的肺過膨張 62

に

II型呼吸不全 72, 82

ニコチネル®TTS® 8

ニコチン依存症 5

　　——スクリーニングテスト（TDS） 6

ニコチンガム 7

ニコチンパッチ 7

ニューモバックス®NP 114

認知症 141

ね

ネブライザー 48

粘液修復薬 48

粘液溶解薬 48

粘膜潤滑薬 48

燃焼式たばこ 1

の

膿性痰 94, 97

脳卒中 137

は

％1秒量 12

ばち指 90

バレニクリン 7

パルスオキシメータ 62

肺炎 104

肺炎球菌ワクチン 112

肺癌 135

肺機能検査 92

肺血栓塞栓症 96

肺高血圧症 130

肺性心 88, 128

肺動脈血栓症 105

肺容量減量手術（LVRS） 50

廃用性萎縮 146

発熱 103

ひ

非侵襲的陽圧換気療法（NPPV） 99

非燃焼式・加熱式たばこ 9

ふ

フルティフォーム® 31

ブリーズヘラー® 37

ブリンクマン指数 5

プレベナー13® 114
浮腫 90
分岐鎖アミノ酸（BCAA） 72

へ

β_2受容体 21, 130
β-カロテン 72
β遮断薬 132
ベネトリン®吸入液 25
閉塞隅角緑内障 18, 22

ほ

ホルター心電図 129
補助換気療法 99

ま

マクロライド系抗菌薬 52
　——の構造 52
マクロライド耐性 56
マラスムス型栄養障害 71
末期心不全緩和ケアの算定要件 132

慢性心不全 128
　——の診断フローチャート 129
慢性腎不全 139

み

ミオパチー 138

め

メプチン®吸入液 25

り

理学療法士 109
療養日誌 61
緑膿菌 97

れ

レスピマット® 18, 36

ろ

6分間歩行距離 148
ロフルミラスト 49
労作時呼吸困難 120

次号予告

jmedmook 60
侮れない肺炎に立ち向かう31の方法 ver.2
非専門医のための肺炎診療指南書

2019年2月25日発行！

編者　山本舜悟（京都大学医学部附属病院臨床研究教育・研修部特定助教）

CONTENTS

第1章　市中肺炎の診断はどうする？

1	肺炎の診断をする前に押さえておきたいこと——「肺炎」と「かぜ」の見わけ方	山本舜悟
2	市中肺炎の診断に身体診察でどこまで迫れるか？　その限界は？	神宮司成弘／植西憲達
3	グラム染色と培養検査の活かし方——よい検体の取り方	忽那賢志
4	「診療所」での肺炎診療——治療の実際，いつ病院への紹介が必要？	八藤英典
5	尿中抗原，抗体検査の使い方	三河貴裕
6	肺炎を「見抜く」ための画像検査——X線とCTの適応と読影上の注意，見逃しやすいポイント	倉原　優
7	そっくり症状に惑わされず肺炎と心不全を見わける方法	飛野和則
8	結核が疑われたときにキノロンを避けるべきケース，使ってもよいケース	大場雄一郎
9	重症度分類の使い方とその限界を知っておこう！——A-DROP，CURB-65，PSI	山本舜悟

第2章　病院での市中肺炎の治療——症例に応じたベストチョイスを！

10	重症度に応じた治療薬の選択方法——非定型肺炎をいつカバーするか？	山本舜悟
11	経過観察の仕方と治療期間の決定——内服薬への変更のタイミングとフォローアップ	栃谷健太郎
12	「よくならない場合」に何を考えるか？——自然経過，肺炎随伴性胸水，膿胸，ほかの原因など	八板謙一郎／山口征啓
13	非感染性肺炎を疑ったらどうする？——特発性間質性肺炎，薬剤性肺炎など	皿谷　健

第3章　高齢者の肺炎と引き際について

14	「訪問診療」での肺炎診療——なるべく在宅でといわれたら？	春原光宏
15	超高齢者の肺炎——誤嚥性肺炎の診断・治療・予防と終末期における治療の引き際は？	青島朋裕

第4章　ゼッタイ押さえておきたい！　病原体ごとに異なる診療上の注意点

16	肺炎球菌性肺炎に本当に狭域ペニシリンで戦ってよいか？——ペニシリンの投与方法	岡　秀昭
17	マイコプラズマ肺炎でのマクロライド耐性はどれくらい問題なのか？	久保健児
18	インフルエンザウイルスと肺炎——ウイルスそのものによる肺炎とインフルエンザ後肺炎	柳　秀高

第5章　知っておきたい特殊な患者における診療上の注意点：外来編

19	COPD患者の咳と痰が増えたときどうする？——COPD急性増悪と肺炎	大藤　貴
20	妊婦の肺炎——X線検査をしても大丈夫？	池田裕美枝

第6章　肺炎は予防も大事！

21	インフルエンザワクチン，肺炎球菌ワクチン，プラス禁煙が予防の王道！	一ノ瀬英史

第7章　お悩みQ&A——ほかの先生はどうしているの？　こんなとき！

※重症肺炎，院内肺炎に関する10項目は，付属の電子版にてお読み頂けます。

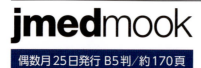

jmedmook
偶数月25日発行　B5判／約170頁

定価（本体3,500円＋税）　送料実費
〔前金制年間（6冊）直送購読料金〕
21,000円＋税　送料小社負担

編著 大藤 貴（おおふじ たかし）
国立国際医療研究センター国府台病院呼吸器内科

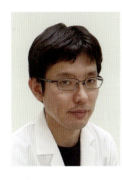

【経歴】
2005年 山口大学医学部卒業
2005年 山口県立総合医療センター臨床研修医，後期研修医
2007年 川崎医科大学附属病院呼吸器内科臨床助教
2011年 国立病院機構山口宇部医療センター呼吸器内科
2014年 公益財団法人結核予防会復十字病院呼吸器内科
2018年 国立国際医療研究センター国府台病院呼吸器内科

【認定医・専門医等】
日本呼吸器学会専門医，日本内科学会総合内科専門医・認定内科医，日本呼吸器内視鏡学会気管支鏡専門医，日本アレルギー学会専門医，日本結核病学会結核・抗酸菌症指導医，日本化学療法学会抗菌化学療法指導医，インフェクションコントロールドクター

---

jmed mook 59　あなたも名医！
COPD患者さんを診るための25のコツ
治療・リハ・管理のギモンを一挙解決！

ISBN978-4-7849-6659-2　C3047　¥3500E
本体3,500円＋税

2018年12月25日発行　通巻第59号

編集発行人　梅澤俊彦
発行所　　　日本医事新報社　www.jmedj.co.jp
　　　　　　〒101-8718　東京都千代田区神田駿河台2-9
　　　　　　電話（販売）03-3292-1555　（編集）03-3292-1557
　　　　　　振替口座　00100-3-25171
印　刷　　　ラン印刷社

© Takashi Ohfuji 2018 Printed in Japan
© 表紙デザイン使用部材：株式会社カワダ　diablock©KAWADA

・本書の複製権・翻訳権・上映権・譲渡権・公衆送信権（送信可能化権を含む）は
　（株）日本医事新報社が保有します。

 ＜(社)出版者著作権管理機構　委託出版物＞
本書の無断複写は著作権法上での例外を除き禁じられています。複写される場合は、そのつど事前に、(社)出版者著作権管理機構（電話 03-3513-6969、FAX 03-3513-6979、e-mail：info@jcopy.or.jp）の許諾を得てください。

電子版のご利用方法

巻末の袋とじに記載されたシリアルナンバーで，本書の電子版を利用することができます。

手順①：日本医事新報社Webサイトにて会員登録（無料）をお願い致します。
（既に会員登録をしている方は手順②へ）

日本医事新報社Webサイトの「Web医事新報かんたん登録ガイド」でより詳細な手順をご覧頂けます。
www.jmedj.co.jp/files/news/20170221%20guide.pdf

手順②：登録後「マイページ」に移動してください。
www.jmedj.co.jp/mypage/

「マイページ」
↓
マイページ下部の「会員情報」をクリック

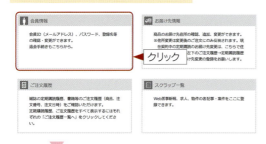

↓
「会員情報」ページ上部の「変更する」ボタンをクリック
↓
「会員情報変更」ページ下部の「会員限定コンテンツ」欄にシリアルナンバーを入力
↓
「確認画面へ」をクリック
↓
「変更する」をクリック

会員登録（無料）の手順

1 日本医事新報社Webサイト（www.jmedj.co.jp）右上の「会員登録」をクリックしてください。

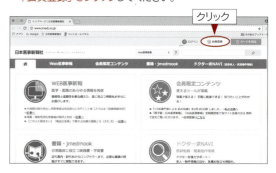

2 サイト利用規約をご確認の上（1）「同意する」にチェックを入れ，（2）「会員登録する」をクリックしてください。

3 （1）ご登録用のメールアドレスを入力し，（2）「送信」をクリックしてください。登録したメールアドレスに確認メールが届きます。

4 確認メールに示されたURL（Webサイトのアドレス）をクリックしてください。

5 会員本登録の画面が開きますので，新規の方は一番下の「会員登録」をクリックしてください。

6 会員情報入力の画面が開きますので，（1）必要事項を入力し（2）「（サイト利用規約に）同意する」にチェックを入れ，（3）「確認画面へ」をクリックしてください。

7 会員情報確認の画面で入力した情報に誤りがないかご確認の上，「登録する」をクリックしてください。